GOUTTE

ET

RHUMATISME.

Imprimerie de Hennuyer et Cⁱᵉ, rue Lemercier, 24.
Batignolles.

DU TRAITEMENT

DE LA GOUTTE

PAR

LES PILULES DE LARTIGUE,

et de leur emploi dans les cas

DE RHUMATISME

PAR

LE DOCTEUR LARTIGUE.

A PARIS

CHEZ GERMER-BAILLIÈRE, LIBRAIRE-ÉDITEUR,

RUE DE L'ÉCOLE-DE-MÉDECINE.

1847

PRÉFACE.

Ce livre n'est point un traité de la goutte et du rhumatisme, mais seulement un guide pour le traitement de cette affection, destiné spécialement aux médecins qui prescrivent les pilules de Lartigue et aux malades qui les emploient. — Depuis sept ans que ce médicament a pris rang dans la matière médicale, la presse scientifique lui a consacré d'assez nombreux articles, mais tous ont eu pour but de faire connaître des faits particuliers, et aucun d'eux n'a tracé d'une manière générale les préceptes qui doivent diriger le praticien dans l'administration de ce médicament, et dans les formes si diverses que revêtent les deux affections qui réclament son emploi. J'ai pensé qu'un travail de ce genre pouvait être utile à la fois aux médecins et aux malades, et dès que mes observations ont été assez nombreuses pour me permettre de l'entreprendre, je n'ai pas hésité à me mettre à l'œuvre. Comme on le verra par la lecture de ce livre, je ne me suis pas borné aux faits qui me sont personnels, quoique le nombre en soit aujourd'hui assez considérable ; au contraire, par un motif que l'on comprendra sans peine, je me suis attaché à baser mes assertions ou mes préceptes sur les observations qui m'ont été communiquées par mes confrères ou par les malades eux-mêmes, et ce n'est que lorsque l'expérience des autres m'a fait défaut que je me suis permis d'invoquer la mienne seule.

Je n'ai traité de l'histoire générale de la goutte que le point relatif à sa nature et à ses causes ; encore ne l'ai-je fait que d'une manière succincte, et qu'autant qu'il l'a fallu pour justifier plusieurs des assertions émises dans le courant du livre, et bien faire ressortir l'importance que j'accorde à l'emploi des moyens généraux dans le traitement de la goutte. J'ai passé complétement sous silence tout le reste de l'histoire de cette affection; son étude m'aurait entraîné beaucoup trop loin, et probablement sans grand profit, car la goutte paraît être destinée, comme le rhumatisme, à faire longtemps encore le désespoir de la science. Et cependant que de volumes lui ont été consacrés! Combien d'auteurs ont cru avoir définitivement porté la lumière au milieu de ce chaos! Il y a deux cents ans environ qu'un médecin bourguignon, nommé Dariot, plaça en tête d'une dissertation le singulier quatrain que voici :

> Médecins, soyez hors de doute,
> Dariot va rendre, en ce tableau,
> La Goutte, où vous ne voyez goutte,
> Claire comme une goutte d'eau.

Ce qui ne l'empêcha pas d'écrire la dissertation la plus obscure peut-être de toutes celles qui sont arrivées jusqu'à nous. Or, ce que Dariot fit, il y a deux siècles, vingt autres l'ont fait depuis ; tous ceux qui ont écrit sur la goutte nous ont annoncé la lumière, et pourtant à chaque pas nous trouvons encore l'obscurité.

Le sommaire détaillé que j'ai placé à la fin du volume me dispense de parler longuement ici de la marche que j'ai suivie et des points que j'ai traités. Je dirai seulement que je me suis efforcé de rendre ce travail aussi complet que possible, en passant en revue tous les cas particuliers qui peuvent réclamer une modification quelconque dans l'administration des pilules de Lartigue.

Comme je n'ai jamais vu dans ces pilules qu'un puissant moyen d'arrêter, et non de guérir la goutte, et que l'enthousiasme que leur efficacité m'a inspiré n'a jamais été jusqu'à me laisser croire qu'elles pouvaient tenir lieu de tous les autres moyens, et surtout de ceux que l'hygiène fournit, je me suis attaché à donner quelques notions claires et précises sur la manière dont les goutteux doivent disposer leur vie dans l'intervalle des accès. Je me suis surtout occupé du régime qu'ils doivent suivre, et des aliments qu'ils doivent choisir ; car c'est là un point essentiel, sur lequel les médecins sont constamment interrogés, et qui ne m'a paru traité nulle part d'une manière bien convenable. Je dirai que l'*Hygiène de la digestion,* de M. le docteur P. Gaubert, m'a été d'un grand secours pour la rédaction de ce paragraphe ; c'est un excellent ouvrage dont je ne saurais trop recommander la lecture et la méditation à tous les goutteux.

Les pilules de Lartigue ont été beaucoup plus employées dans la goutte que dans les rhumatismes ; elles sont cependant appelées à rendre d'immenses services dans cette dernière affection, lorsque les médecins seront plus familiarisés avec leur emploi, et qu'elles auront achevé de triompher des répugnances qu'a inspirées longtemps leur titre de *Médicament particulier.*

Quelques mots à ce sujet.

On nous reprochera peut-être de n'avoir pas encore publié notre formule, après la promesse qui en avait été faite en 1840, par M. Lartigue, et d'avoir ainsi contribué à entretenir cette défiance qui accueille toujours, en médecine, l'annonce d'un médicament particulier, et qui, quelquefois même, s'oppose, malgré son efficacité, à sa complète et rapide adoption. Deux motifs nous ont engagé à agir ainsi. Le premier, nous l'avons déjà fait connaître, c'est la nécessité, pour le succès du médicament, d'être constamment préparé de la même manière, et de n'être pas livré à tous les hasards d'une manipulation plus ou moins négligée. Cependant aujourd'hui que l'efficacité des pilules de Lartigue n'est plus douteuse pour personne, et que l'opinion médicale est parfaitement fixée à leur égard, ce motif n'aurait pas suffi, si un second plus puissant ne fût venu s'y ajouter. Ce second motif, le voici : — Le gouvernement s'occupe en ce moment d'une loi qui réglera l'exercice de la pharmacie, et remédiera aux abus et aux défectuosités de celle qui est en vigueur aujourd'hui. Cette loi sera prochainement présentée aux Chambres. Nous connaissons trop la sagesse de nos législateurs, pour ne pas être certain qu'ils s'occuperont enfin de régler d'une manière équitable les droits et les intérêts des inventeurs, de façon à ce que l'homme qui a consacré une partie de sa vie à des recherches dispendieuses et souvent même dangereuses, puisse, lorsqu'il est assez heureux pour arriver à la découverte de quelque préparation nouvelle et véritablement utile, trouver dans les dispositions de la loi les moyens de retirer de son travail les profits qu'en retire l'industriel ou le commerçant. Il est impossible que la nouvelle loi ne traite pas ce point capital, qui est pour la pharmacie une question de vie ou de mort, et qu'elle ne sauvegarde pas les intérêts de l'homme laborieux, de manière à l'encourager dans ses recherches. Fallait-il, en présence de circonstances semblables, nous empresser de livrer notre formule à la publicité? Fallait-il nous déposséder ainsi d'un bien que la loi est à la veille de reconnaître, et auquel nos législateurs assigneront bientôt une valeur et des droits? Nous ne l'avons pas pensé ; les esprits raisonnables, qui admettent que toute découverte utile mérite une récompense, et que les travaux qui tournent au profit de l'humanité, en remédiant à ses souffrances, ont droit à une rémunération aussi bien que ceux qui tournent au profit du luxe ou du bien-être matériel, les esprits raisonnables, disons-nous, nous approuveront. —Nous attendons maintenant la nouvelle loi qui nous est promise, et lorsque ses dispositions nous seront connues, nous verrons ce qu'il convient de faire relativement à la publicité à donner à la formule des pilules de Lartigue.

PREMIÈRE PARTIE.

—

goutte.

CHAPITRE PREMIER.

CONSIDÉRATIONS GÉNÉRALES SUR LES CAUSES ET LA NATURE
DE LA GOUTTE.

———

On a tant écrit sur la goutte, qu'il serait
facile, comme on l'a dit, avec raison, de
composer une bibliothèque étendue des seuls
ouvrages consacrés à cette cruelle maladie.
Tous ces ouvrages, il est vrai, ne présentent pas le même caractère; beaucoup, pu-
bliés, moins dans l'intérêt de la science que
dans celui de leurs auteurs, n'étaient des-
tinés, à l'époque de leur apparition, qu'à
développer une théorie, conduisant à l'indication d'un traitement qu'on se réservait d'ap-
pliquer; mais, même abstraction faite de
ceux-ci, le nombre des travaux sérieux, en-
trepris en vue d'éclairer les divers points de

cette affection est encore immense. Plusieurs d'entre eux sont signés de noms dont s'honore avec raison la science médicale : Sydenham, F. Hoffmann, Musgrave, Hallé, A. Leroy, Barthez, etc.; et de nos jours, Chomel, Ferrus et Réveillé-Parise. Cependant tout est encore obscurité, doute, incertitude, dans l'histoire de la goutte; on sent, à chaque pas qu'on fait dans son étude, qu'il y a là une inconnue qu'on n'a pas réussi à dégager encore, et qui peut seule donner la clef de tous ses phénomènes : cette inconnue, c'est sa nature. Qu'est-ce, en effet, que la goutte? La réponse, à cette question, éclaircirait tout; ses causes se dévoileraient au lieu de rester dans le vague où nous les verrons bientôt; leur mode d'action s'expliquerait; et peut-être enfin l'ensemble de ces connaissances nouvelles, conduirait sinon à l'indication immédiate d'un traitement certain, du moins à la recherche de moyens rationnels. Malheureusement il est à craindre que, de longtemps encore, on n'obtienne pas cette

solution désirée. La médecine n'a pas même,
sur la nature de la goutte, ces premières notions qu'elle possède sur la nature de la plupart des maladies, et qui sont, pour leur
traitement, la source d'heureuses et fécondes
indications. On sait, par exemple, que la
pneumonie, la pleurésie sont des inflammations; que tous les phénomènes qui se ratta-
chent à l'hystérie sont le résultat de troubles
nerveux ayant pour point de départ un organe
spécial de l'économie; que la syphilis est due
à la présence d'un virus particulier. Pour la
goutte, on n'a pas même ce premier élément
de son histoire. Elle revêt, il est vrai, le plus
souvent la forme inflammatoire, et cependant il est impossible de la considérer comme
une inflammation simple; les antiphlogisti-
ques ne la guérissent pas; en outre, mille
circonstances particulières qu'on observe
dans son mode d'apparition, dans sa marche,
dans ses formes, la différencient de ce genre
de maladies. Est-ce une affection nerveuse?
Je suis porté à le croire; mais comment

le prouver? Est-ce une maladie spécifique? Mais que faut-il entendre par cette expression? et, d'ailleurs, en quoi consiste la spécificité de la goutte?

Cependant, si toutes les recherches auxquelles on s'est livré sur cette singulière maladie n'ont pas permis d'en déterminer la nature, elles ne sont pas non plus restées stériles. Les diverses formes de la goutte ont été bien étudiées, et l'œil du praticien risque moins de les méconnaître lorsqu'il les rencontre. On sait aujourd'hui quelles sont les conditions qui favorisent, d'une manière spéciale, le développement de la disposition goutteuse. Enfin, le traitement lui-même, quoique n'ayant guère marché que d'après les inspirations capricieuses de l'empirisme, ou de théories erronées, n'est pas sans avoir gagné quelque chose ; il est des substances dont on a reconnu le danger dans la goutte, et c'est déjà beaucoup, car, en médecine, ne pas nuire, *primum non nocere*, est le premier des préceptes, et le plus difficile à suivre, quand on ne connaît pas une maladie et qu'on marche à tâtons; il est aussi des agents thérapeutiques dont on a constaté l'efficacité, et dire que, si l'on ne guérit pas la goutte, du moins on la soulage, n'est pas aujourd'hui une proposition hasardée. En un mot, il est certain que si l'on dressait, à l'heure qu'il est, le bilan de la science, en ce qui concerne la goutte, nous nous trouverions infiniment plus riches qu'on ne l'était autrefois. Un pareil travail pourrait présenter quelque intérêt, mais il n'entre pas dans le plan de ce livre.

Nous ne parlerons ni des symptômes, ni de la marche, ni des formes de la goutte. Sur tous ces points, les goutteux, pour lesquels nous écrivons, en savent autant que nous, et il n'est peut-être pas un seul d'entre eux qui ne pût décrire une attaque avec autant de vérité que le ferait le pathologiste le plus instruit. Nous n'entreprendrons pas davantage de passer en revue tous les moyens employés contre cette affection, et d'en ap-

précier la valeur; ceux qui l'ont été sans succès sont inutiles à rappeler, et quant à ceux
dont on peut espérer quelque avantage, nous
aurons occasion de les signaler plus loin.

Deux points seuls nous arrêteront quelques
instants. Le premier est la détermination
précise du sens qu'on doit donner au mot
goutte. Le second est relatif à l'étude des
causes; cette étude est en effet d'une importance extrême pour le traitement hygiénique.

La goutte n'est point une affection locale.
Ce n'est pas une de ces maladies qui, s'é-
tablissant sur un point de l'économie, y
parcourent leurs périodes, y épuisent, en
quelque sorte, leur action, et disparaissent, ne laissant dans l'organisme aucune
disposition capable de provoquer leur retour. Comme la plupart des maladies héré-
ditaires, la goutte est évidemment le résultat
d'une modification générale, qui, lorsqu'elle
se localise en un point, ne perd nullement ses
droits de s'établir sur un autre, et qui, lorsqu'elle disparaît, laisse toujours dans la place

un complice prêt à lui en livrer l'entrée. On est goutteux avant que la première attaque se déclare, car la disposition en vertu de laquelle les premières douleurs se font sentir se prépare de longue date ; ce qui revient à dire que la diathèse, la modification générale, préexiste à l'accès, à la localisation. La goutte, étant une affection de l'économie tout entière, peut affecter tous les organes, tous les tissus ; elle prend alors la forme des maladies les plus diverses : fixée sur les nerfs qui président aux fonctions respiratoires, elle revêt les caractères de l'asthme ; sur les nerfs cardiaques, ou sur l'enveloppe du cœur, ceux de l'angine de poitrine ; sur les intestins, ceux de l'entéralgie, etc. Cependant elle a des parties qu'elle affecte plus spécialement, et où sa présence est heureusement beaucoup moins grave : ce sont les articulations. Ce caractère de pouvoir se fixer sur divers points et sur des tissus différents, tout en conservant une préférence marquée pour quelques-uns d'entre eux, n'appartient pas exclusivement à la goutte ; il est commun à toutes les affections générales constitutionnelles. La scrofule, par exemple, le présente d'une manière bien marquée ; elle peut avoir les siéges les plus divers, et prendre, selon les organes qu'elle attaque, l'aspect des maladies les plus opposées : au cuir chevelu, ce sont les gourmes et la teigne faveuse ; aux yeux, l'ophthalmie scrofuleuse ; au cerveau, les tubercules des méninges (fièvre cérébrale); sur les voies digestives, les fièvres muqueuses ; sur le tissu osseux, la carie vertébrale, les tumeurs blanches, etc. ; affections fort différentes en apparence, mais que rapproche un lien de parenté, qui n'échappe pas à l'œil exercé d'un médecin habile ; et cependant la scrofule n'en a pas moins son siége habituel, son siége de prédilections dans les ganglions lymphatiques : les engorgements du cou sont, en effet, la forme la plus ordinaire de l'affection scrofuleuse. Pareille remarque s'applique à la syphilis, qui, tout en attaquant de préférence les mem-

branes muqueuses et la peau, où elle apparaît
sous la forme de chancres, de végétations,
d'éruptions de divers genres, se porte cependant aussi sur les os, etc. On a dit souvent
que la goutte était un *protée aux mille formes;*
elle ne l'est que comme le sont toutes les affections générales, et, notamment, les affections scrofuleuses et les affections syphiliti-
ques. Dans un langage sévère le mot de goutte
devrait être proscrit, comme celui de scrofule, pour être remplacé par celui de maladies goutteuses et de maladies scrofuleuses.
Cette remarque n'a point échappé à Barthez; et le bel ouvrage qu'il a consacré au
sujet qui nous occupe a pour titre : *Traité
des maladies goutteuses,* et non *Traité de la
goutte.* C'est qu'en effet la goutte n'existe pas
comme entité morbide; ce qui est compris
sous cette dénomination, c'est un état général,
qui se manifeste le plus souvent, il est vrai,
sur les articulations, mais qui peut attaquer
également tous les organes, et là se montrer
avec les apparences les plus diverses, c'est-

à-dire avec les apparences des maladies propres aux organes qu'il envahit.

Ce point établi, rappelons brièvement ce que l'observation a appris relativement aux causes de la goutte.

S'il n'est pas possible d'établir d'une manière certaine la cause, ou les causes, de la goutte, il est incontestable du moins qu'on peut déterminer les conditions au milieu desquelles on la voit le plus habituellement se produire, et les particularités d'âge, de sexe, de tempérament, de régime, qui en favorisent l'apparition et le retour.

Une opinion généralement accréditée parmi les gens du monde, et même parmi les médecins, quoique l'observation lui donne de fréquents démentis, c'est que la goutte résulte des excès de table et de l'abus des plaisirs de l'amour, *podagra ex Baccho et Venere nata.* Cette assertion, présentée d'une manière absolue, est fausse. Pour ma part, je n'aurais que peu de faits à citer dans lesquels l'action de ces deux causes pût être invoquée avec vérité. Je ne nie pas que l'abus des boissons alcooliques, l'usage constant d'une nourriture fortement animalisée, les commotions imprimées au système nerveux par les excès vénériens, et l'affaiblissement ou les troubles qui en résultent, n'aient une part dans la production de la diathèse goutteuse, chez certains individus ; mais je n'hésite pas à déclarer que l'action de ces causes n'est pas aussi générale qu'on l'admet, et que lorsqu'elles existent réellement, elles ne font que combiner leur influence avec celle de causes beaucoup plus actives. S'il en était ainsi, si la goutte résultait exclusivement de ces deux sortes d'abus, comment expliquerions-nous l'immunité complète dont jouissent les gens du peuple, qui, sous le rapport des boissons alcooliques et des excès vénériens, ne le cèdent en rien aux gens du monde ? Ces causes agissent également chez eux ; mais comme elles ne suffisent pas pour produire la goutte, et que les autres conditions qui pourraient la faire éclater ne se rencontrent pas, il en résulte que la goutte est excessivement rare chez eux.

Qu'on ne s'y méprenne pas : je ne nie point, je le répète, l'influence de ces deux causes ; mais j'affirme qu'elles ne sont point aussi générales, aussi puissantes qu'on le croit. Je sais qu'il est un grand nombre de goutteux, à constitution forte, à embonpoint considérable, qui, pour nous servir d'une expression vulgaire, ont fait toute leur vie *un dieu de leur ventre ;* mais je sais aussi qu'il en est un nombre plus considérable qui ont été constamment d'une sobriété exemplaire : ceux-ci, à tempérament plutôt sec que sanguin, se soumettent en vain, pendant plusieurs années, à toutes les exigences d'un régime sévère ; la goutte n'en continue pas moins à accomplir ses périodes. L'expression de *goutteux* semble entraîner nécessairement l'idée d'homme à large poitrine, à constitution vigoureuse, à appareil digestif très-actif ; mais il s'en faut de beaucoup qu'il en soit toujours ainsi, et j'ai bien

des fois observé la goutte dans des conditions physiologiques tout à fait contraires.
J'insiste sur ce point, car il tend à détruire
une proposition qui, vraie dans certaines
limites, cesse de l'être par l'extension qu'on
lui donne généralement; j'y insiste surtout
parce que, comme on le verra plus loin, il y
a là la solution d'une question de la plus haute
importance, en ce qui concerne le régime
des goutteux.

Admettons donc que l'emploi des excitants
de toute sorte, l'usage d'une nourriture substantielle fortement animalisée, placent le
corps dans une des principales conditions au
milieu desquelles se montre la goutte; mais
n'en faisons pas les seules causes de cette
maladie, et recherchons quelles sont les autres circonstances qui concourent avec elle
à développer le germe de cette affection. On
a invoqué l'âge : tous les auteurs ont fait remarquer, en effet, que la goutte est excessivement rare avant vingt à vingt-cinq ans. Scu-
damore a présenté un tableau basé sur des

nombres assez considérables pour ne laisser aucun doute à cet égard. Cela se conçoit parfaitement. Les vingt premières années de la vie sont précisément celles où ne se rencontre aucune des conditions que nous considérons comme favorables au développement de la disposition goutteuse : elles ne sont pas en effet l'âge des excès de nourriture, ou du moins, ceux qu'on peut faire alors perdent entièrement leur caractère d'excès ; car, à cette époque, tous les matériaux fournis au corps par une alimentation même constamment excessive, sont employés pour le développement et l'entretien des organes. En outre, le système nerveux, auquel, comme on le verra plus loin, nous faisons jouer un rôle important dans la production de la goutte, n'est point entièrement développé ; il n'a pas encore été mis en jeu, et les petits soucis, les tracas de l'enfance, les préoccupations mêmes du travail de cet âge, sont bien peu de chose en comparaison des émotions vives, de cet état de tension perpétuel de l'intelligence, qui sont le partage nécessaire de l'âge mûr et de certaines conditions sociales.

On a également invoqué le sexe, et l'on a fait observer, avec raison, que la femme n'était que très-rarement sujette à la goutte. Elle aussi, cependant, se trouve souvent entraînée à partager ces excès de table, cet usage quotidien d'une nourriture succulente et toujours bien fournie qu'on affirme produire, le plus souvent, la goutte chez l'homme. D'où vient donc cette immunité dont elle a le bonheur de jouir? On a fait intervenir pour l'expliquer le flux menstruel, et, mettant à profit un aphorisme d'Hippocrate, qui dit que « la femme n'est point affectée de la goutte, à moins que la menstruation ne soit terminée, » on a prétendu qu'elle ne devait ce précieux privilége qu'à ses pertes régulières. Le fait énoncé par l'aphorisme d'Hippocrate est parfaitement vrai : on ne rencontre la goutte que très-rarement chez les femmes, et, en général, ce n'est qu'après l'âge de retour; mais je crois que l'interprétation qu'on en a donnée n'est pas aussi exacte. Si la rareté de la goutte, chez la femme, n'était que le résultat de la menstruation, et si, pour rentrer tout à fait dans les idées de ceux qui attribuent cette maladie à l'accumulation dans l'organisme de matériaux surabondants, elle n'échappait à la goutte que par la faculté qu'elle a de se débarrasser chaque mois de cet excès de vie, l'immunité dont elle jouit devrait être beaucoup moins absolue; car rien n'est plus fréquent que de voir des troubles longtemps prolongés de la menstruation, des suppressions durant des mois, des années entières; et cependant, que cette suppression soit constante, qu'elle soit plus ou moins longue, la goutte, malgré souvent la réunion des autres conditions qui président à son développement, n'en demeure pas moins un fait tout à fait exceptionnel chez elles. On verra bientôt, quand nous traiterons de l'influence du système nerveux, la manière dont nous comprenons et dont nous expliquons cette immunité.

L'influence de l'hérédité sur le développement de la goutte est un fait impossible à nier; ce qui ne veut pas dire qu'un individu né de parents goutteux, ne puisse, à l'aide de certains soins, en éloignant toutes les autres conditions qui favorisent l'apparition de la goutte, échapper à cette affection; mais seulement que le fait de la présence de parents goutteux parmi les ascendants, est une chance de plus qui doit faire redouter le développement de cette affection. L'hérédité ne transmet pas la maladie, mais seulement la disposition à la contracter. Il règne, à l'égard de cette influence, une opinion qui n'est peut-être pas erronée : c'est que la goutte saute une génération, et nous est souvent léguée par notre aïeul plutôt que par notre père. Ce fait peut sembler extraordinaire au premier abord, mais il n'est pas sans analogue dans l'histoire de l'hérédité. Nous voyons tous les jours, par exemple, des enfants n'offrir aucune ressemblance physique ou morale avec leur père ou leur mère, et en présenter une frappante avec leur aïeul ; c'est le même type de physionomie, le même caractère, le même tempérament. Pourquoi ce que nous observons dans l'ordre physiologique, ne s'observerait-il pas également dans l'ordre pathologique ? Au surplus, l'influence de l'hérédité, comme cause prédisposante de la goutte, n'est sérieusement contestée par aucun auteur. Quelques-uns, il est vrai, ont trouvé une objection dans la longueur de l'intervalle qui sépare le jour de la naissance, de celui où éclate la disposition héréditairement transmise. Mais cette objection est sans valeur ; car si, parmi les principes qui sont légués aux enfants par leurs parents, il en est qui, comme le vice syphilitique, comme le tempérament scrofuleux, éclatent peu de temps après la naissance, il en est aussi qui sommeillent pendant de longues années, et ne se réveillent que lorsque le sujet se trouve soumis à toutes les autres influences nécessaires à son développement : tel est, par exemple, celui qui préside à la formation des tubercules pulmonaires, de cette horrible phthisie, qui, après nous avoir laissé dans une sécurité trompeuse pendant vingt à vingt-cinq années, apparaît tout à coup, et vient porter le désespoir dans nos familles; telle est aussi la disposition goutteuse. C'est un germe déposé au sein de notre organisation au moment même de la naissance, et qui attend, pour se manifester, l'ensemble de quelques autres conditions sans lesquelles son développement n'aurait pas lieu; semblable à la graine qui, quoique possédant en elle un principe de vie, attend des jours, des mois, des années même, les conditions d'humidité, d'air et de soleil, qui lui sont nécessaires pour germer. De là vient que, quoique goutteux par droit de naissance, on peut cependant échapper à cette affection, en se plaçant dans des circonstances opposées à celles qui provoquent la disposition goutteuse; de même qu'on peut, jusqu'à un certain point, échapper à la tuberculisation pulmonaire, en vivant sous un climat et dans des conditions contraires à celles que la phthisie réclame pour se montrer. On cite un fait rapporté par Loubet dans ses lettres sur la goutte, qui vient à l'appui de cette proposition. Un goutteux eut deux fils : l'un vécut à ses côtés de la même vie, ayant les mêmes habitudes; il fut goutteux comme lui. L'autre, au contraire, fut forcé de s'éloigner de sa famille; il eut une vie active, une nourriture différente : cela suffit pour le préserver; et cette disposition héréditaire qu'il portait en lui, abandonnée à elle-même, dégagée des autres influences qui devaient la féconder en quelque sorte, cette disposition, disons-nous, resta sans effet, incapable de se développer seule.

Quelques auteurs ont considéré l'absence de la transpiration comme la cause unique de la goutte, et ils ont fait observer que, si les gens du peuple, les artisans aisés en étaient exempts, malgré les excès auxquels ils s'abandonnent quelquefois, c'est que leurs travaux de chaque jour les plongent constamment dans une atmosphère de sueur des plus salutaires pour leur santé. C'est encore là une de ces assertions dont on compromet la vérité par l'extension qu'on prétend leur donner. La goutte n'est pas plus le résultat du seul manque de transpiration cutanée, qu'elle ne l'est des seuls excès de table ou des seuls excès vénériens. Il y a entre cette proposition et la vérité toute la distance qui sépare le relatif et l'absolu. Si les faits particuliers étaient nécessaires, j'en citerais un grand nombre qui s'inscriraient en faux contre cette opinion. La plupart des goutteux, à forte corpulence, à embonpoint considérable, suent au contraire avec une extrême facilité, et sourient en entendant la cause que quelques systématiques prétendent assigner à leur goutte. Mais ce qui n'est pas vrai pour eux, l'est en partie pour quelques autres. Il est incontestable que, chez un certain nombre d'individus, la goutte reconnaît, non comme cause unique, mais comme cause adjuvante, une sécheresse habituelle et plus ou moins prononcée de la peau. C'est à l'influence de cette cause qu'est due la fréquence de la goutte dans les pays froids et humides ; le sang reflue de la périphérie vers le centre ; les organes intérieurs en reçoivent un sur-croît d'action qui rend le régime animal, et l'emploi des boissons alcooliques, pour ainsi dire nécessaires. L'influence de cette cause explique aussi l'utilité si souvent constatée des sudorifiques dans la goutte, et les succès ob-tenus quelquefois par un ensemble de moyens particuliers, dont nous aurons occasion de parler plus tard, et qui constituent une nou-velle méthode de traitement appliquée, dans ces dernières années, sous les noms d'*hydro-sudopathie* et d'*hydrothérapie*.

Mais de toutes ces influences, de toutes ces conditions au milieu desquelles se produit la goutte, et qui n'agissent le plus souvent qu'en se combinant entre elles, il n'en est pas, à notre avis, de plus puissante que celle du système nerveux. Bien peu d'auteurs pa-raissent en avoir compris l'importance. Quelques-uns ont fait intervenir les nerfs dans l'histoire de la goutte ; mais c'est pour placer en eux, ou tout au moins dans leur enveloppe, le siége de la maladie, plutôt que pour étudier leur influence sur sa production. Il n'y a guère que M. Réveillé-Parise qui ait fait à cette cause la large part qu'elle mérite. Pour moi, je ne crains pas de le dire, il n'en est pas de plus puissante. Cette influence d'un système nerveux actif et développé, je la retrouve partout, aussi bien dans le tempérament des goutteux que dans les traits principaux de la maladie : la goutte a, en effet, des caractères qui ne peuvent appartenir qu'à une affection dans laquelle l'élément nerveux joue le principal rôle. La suite de ces remarques va le prouver.

Il est impossible d'abord de ne pas reconnaître la prédominance nerveuse dans la constitution ordinaire des goutteux. Ils sont en général impatients, irritables, d'un caractère vif, impressionnable, d'un esprit prompt, qui, chez quelques-uns d'entre eux, n'est jamais plus prononcé que pendant leurs crises. Les attaques de goutte viennent encore ajouter à cette excitabilité ; la moindre chose irrite les malades ; un mot les transporte ; un geste, un mouvement qu'ils n'ont même pas ressenti, leur fait pousser les hauts cris ; et Sydenham a pu dire avec raison que chaque accès de goutte pourrait aussi bien être appelé un accès de colère. Leur imagination s'anime au milieu des souffrances ; le Grand Condé n'avait, dit-on, jamais plus d'esprit que pendant ses attaques de goutte. Toute cette impressionnabilité ne disparaît pas avec l'accès ; quoiqu'elle s'éteigne en partie, le caractère des goutteux en offre encore des traces dans l'intervalle des crises. Ils restent irritables, susceptibles ; ils se *montent* facilement, selon l'expression vulgaire ; et ce n'est pas sans motif que, faisant allusion à cette excessive irritabilité, Duret a pu s'écrier, en parlant aux goutteux : « Quand vous avez la goutte, que vous êtes à plaindre ! Quand vous ne l'avez pas, que *vous êtes à craindre !* »

On conçoit facilement que tout ce qui tend à augmenter cette prédominance du système nerveux doit avoir une influence extrême sur le développement de la disposition goutteuse et sur la fréquence de ses manifestations. Voilà pourquoi, comme le fait observer M. Réveillé-Parise, les affections vives de l'âme, les contrariétés de la vie, les travaux de l'esprit, l'étude opiniâtre, les méditations prolongées, l'application aux grandes affaires politiques et administratives, prédisposent à cette maladie, et lui donnent beaucoup d'intensité. Voilà également pourquoi les gens du peuple, qui se livrent cependant a de fréquents excès de nourriture et de boisson, ainsi qu'à des excès vénériens, qui s'exposent à toutes les intempéries des saisons, et qui, chaque jour, contractent les affections qui résultent de la suppression de la transpiration cutanée, comme les rhumatismes, par exemple, ne contractent cependant pas la goutte ; il leur manque ce développement du système nerveux, cette vie de l'intelligence,

dont l'excès est précisément la cause principale de cette maladie. Voilà pourquoi aussi
bien des gens riches, qui, par leur position
et leurs habitudes, sont exposés à toutes les
autres causes matérielles de la goutte, mais
qui croupissent dans leur oisiveté, et dont
l'intelligence est inactive et lourde, comme
leur corps, ne sont pas toujours condamnés
à la goutte ; et comment, au contraire, bien
des gens sobres, qui n'ont jamais connu d'excès d'aucun genre, dont la constitution est
quelquefois sèche et grêle, par cela seul que
leur vie ordinaire se passe dans un travail intellectuel très-marqué, dans un état d'excitation morale à peu près constant, finissent
par être atteints de cette affection.

Cette influence du système nerveux sur la
production de la goutte, se montre bien plus
sensible encore dans la manière dont se re-
produisent les accès chez quelques goutteux.
Beaucoup savent qu'il leur suffit d'un travail
d'esprit un peu prolongé, d'une préoccupa-
tion vive, d'une émotion violente pour ra-

mener leurs souffrances. L'illustre Sydenham, auquel nous devons un ouvrage sur la goutte d'autant meilleur qu'il souffrit trente ans de cette affection, raconte, dans sa dédicace au docteur Short, que l'ardeur qu'il mit à la composition de son livre, lui valut un des plus violents accès de goutte qu'il ait jamais éprouvés. Vanswieten rapporte qu'un géomètre goutteux ramenait à volonté ses attaques, en s'appliquant à la solution d'un problème difficile. Plusieurs auteurs ont cité l'exemple du pape Grégoire le Grand, chez lequel le travail d'esprit, les préoccupations mentales, rappelait constamment les accès de goutte. J'ai été consulté, il y a peu de temps, par un jeune prêtre de la Vendée, âgé de trente-six ans environ, qui se trouvait dans le même cas. Il était d'une constitution sèche, ne présentant aucun des attributs qu'on reconnaît généralement au tempérament goutteux, mais il était doué d'une excitabilité nerveuse excessive, et qui se traduisait même quelquefois, à l'occasion d'émotions très-vives, par de légères convulsions. Il ne comptait aucun parent goutteux dans sa famille; il avait eu déjà plusieurs attaques, qui toutes avaient été occasionnées par des causes morales; il lui suffisait, par exemple, la veille des jours de grande fête, d'écouter en confession un assez grand nombre de fidèles, pour être pris d'une attaque de goutte, qu'il rapportait lui-même à la fatigue qu'éprouvait son esprit d'une attention soutenue pendant plusieurs heures.

En voyant la large part que j'accorde au système nerveux dans la production de la goutte, on doit comprendre comment j'explique l'immunité dont jouit la femme. Chez elle, la vie de l'esprit est loin d'avoir cette activité constante qu'elle présente chez certains hommes. Chargée de la surveillance intérieure de la famille, s'abandonnant tout entière aux doux sentiments de la maternité, son cœur n'est tourmenté, ni par ces préoccupations, ni par ces incertitudes qui, dans certaines conditions sociales, tiennent l'es-

prit de l'homme constamment en éveil, et
finissent par modifier son caractère, et par
le surexciter de la façon la plus fâcheuse
pour sa santé. Quelques femmes, il est vrai,
offrent un développement extrême du système nerveux, qui, d'après les idées que je
soutiens, semblerait devoir être chez elles
une cause puissante de la disposition goutteuse; mais il faut remarquer que ce développement, qui présente les degrés les plus
variés, depuis la simple *vapeur* jusqu'à l'accès
hystérique le plus prononcé, est loin d'offrir
le même caractère que celui qu'on observe
chez l'homme. Chez la femme, c'est une disposition morbide, passagère, ayant son point
de départ dans l'utérus, n'agissant que par
instants; chez l'homme, au contraire, c'est
un état habituel, finissant par se substituer à
l'état ordinaire de l'individu, émanant du
cerveau, pour aller de là réagir sur l'économie tout entière, et la modifier. On ne retrouve pas chez la femme ces préoccupations,
ces veilles, ces travaux incessants de l'esprit,

en un mot cette exaltation intellectuelle constante qu'on observe chez certains hommes.
J'ai la conviction profonde que c'est là la
cause principale de l'heureux privilége qu'elle
possède d'être, à de rares exceptions près,
épargnée par la goutte. Je m'empresse d'ajouter, du reste, que le fait de l'évacuation men-
struelle à laquelle elle est soumise, n'est pas
étrangère à ce résultat; seulement il n'en est
pas la cause unique, comme quelques auteurs
l'ont avancé. Si l'existence du flux périodique
chez la femme était la seule cause de la rareté
de la goutte chez elle, cette cruelle affection
devrait être beaucoup plus fréquente qu'elle
ne l'est, après l'âge de retour; car alors la
femme rentre dans les conditions ordinaires
de la vie; elle est soumise aux mêmes influences que l'homme; et cependant, on sait
que, même après cette époque, la goutte est
encore fort rare chez elle. Il faut donc qu'il
y ait une autre explication de cette rareté, et,
pour moi, je la trouve dans l'absence de ces
conditions particulières où nous voyons le

système nerveux de l'homme dans certaines positions sociales.

Je n'hésite donc pas à considérer la goutte sinon comme une affection purement nerveuse, du moins comme une affection complexe dans laquelle le système nerveux joue le principal rôle. Cette manière de voir me paraît basée sur des remarques qui, je crois, ne sont pas sans valeur ; en outre, elle est la seule qui permette de comprendre et d'expliquer les phénomènes principaux de cette affection, et notamment la facilité avec laquelle elle se déplace, l'intensité des douleurs qu'elle détermine, enfin la résistance qu'elle oppose aux émissions sanguines, qui, malgré la forme inflammatoire que revêt presque toujours la goutte, n'ont le plus souvent, comme j'ai déjà eu occasion de le dire, aucune efficacité contre cette affection.

Répétons donc, en nous résumant, que c'est dans l'ensemble des conditions que nous venons d'exposer, dans leur combinaison, qu'il faut aller chercher, non la cause, mais les causes de la disposition goutteuse. Une nourriture abondante et substantielle, le sexe masculin, l'âge adulte, l'hérédité, la suppression de la transpiration cutanée, et par-dessus tout un développement excessif du système nerveux, telles sont, à n'en pas douter, les circonstances qui prédisposent le plus à la goutte, et au milieu desquelles on l'observe le plus ordinairement. Aucune de ces circonstances, à l'exception de la dernière peut-être, n'a assez d'action pour la produire seule, et le grand vice de la plupart des opinions émises jusqu'à ce jour, sur la cause de la goutte, est qu'on a constamment voulu la trouver dans une seule de ces circonstances. Toutes ces causes n'ont pas besoin d'être réunies pour déterminer la diathèse goutteuse; en général, on les trouve combinées, deux à deux, trois à trois, l'une d'elles dominant les autres, sans pourtant annihiler leur part d'influence. C'est ainsi, par exemple, que chez l'un, une alimentation abondante et excitante à la fois, sera la cause principale de la goutte, bien qu'il en existe d'autres, comme l'hérédité, et l'activité du système nerveux; tandis que, chez un autre, au contraire, la goutte éclatera, sans être héréditaire, et quoique l'alimentation ait toujours été modérée, par cela seul que le cerveau sera constamment en action, et que la sécrétion de la sueur ne se fera pas avec ce degré d'activité qu'entretient un exercice régulier et quotidien.

Nous verrons plus loin, en parlant du régime des goutteux, et des précautions hygiéniques dont ils doivent s'entourer, quels importants préceptes découlent des considérations dans lesquelles nous venons d'entrer.

CHAPITRE II.

DES PILULES DE LARTIGUE.

---

§ I. Historique. — Prétendues formules des pilules de Lartigue.

Depuis longtemps déjà l'arrêt est prononcé, la science s'est reconnue vaincue, et la goutte est désormais rangée au nombre des maladies que la médecine ne peut guérir. Malgré les essais faits depuis tant de siècles, et les médications préconisées de loin en loin, l'art s'avoue impuissant en présence de cet ennemi redoutable. Bien que nous ne souscrivions pas à tout ce que cet arrêt a d'absolu, car, dans notre pensée, il est des cas de goutte dont on peut espérer la guérison; bien que surtout, malgré les tentatives inutilement faites depuis si longtemps, nous ne portions pas le découragement jusqu'à déshériter l'avenir, et à prétendre que d'autres n'arriveront pas un jour à trouver ce que nous avons cherché sans succès, nous devons reconnaître que l'arrêt signifié à la science de par l'observation, n'est malheureusement que trop juste dans la grande majorité des cas. C'est une pénible chose qu'un semblable arrêt ; et l'on comprend que l'homme de science, qui se voit atteint par la goutte, et condamné pour le reste de ses jours aux plus atroces douleurs, ne veuille accepter cette cruelle sentence qu'après avoir constaté par lui-même l'impossibilité de s'y soustraire. L'homme du monde peut s'y soumettre, surtout lorsqu'il l'entend prononcer par le médecin auquel il a confié le soin de sa santé ; mais le savant, surtout lorsqu'il s'agit de ses propres souf-. frances, peut encore refuser d'y croire, et vouloir interroger l'expérience à son tour. Son esprit se refuse à admettre que, parmi ces mille remèdes qu'il emploie chaque jour, qu'il prépare de tant de manières différentes, et qui triomphent souvent des affections les plus graves, il ne s'en trouvera pas un qui ait pu échapper jusqu'à ce jour aux investigations de la science, et dont l'emploi lui procurera le soulagement à défaut de la guérison. Il expérimente donc; il répète, en les modifiant, les essais précédemment tentés, et quelquefois il est assez heureux pour arriver enfin à un résultat que d'autres ont vainement cherché avant lui.

C'est ce qui arriva à M. Lartigue, mon père, comme il le raconte lui-même dans une lettre adressée à M. le docteur Miquel (1), et dont je transcris ici un fragment. — « J'étais goutteux à l'âge de quarante-cinq ans. Pendant dix ou douze ans, j'avais été sujet, plusieurs fois par an, à des accès intolérables de goutte inflammatoire, aux pieds, aux genoux, qui duraient souvent des mois entiers. Ni les traitements les plus méthodiques, ni le régime le mieux observé, n'avaient rien pu sur la maladie. J'avais lu et médité la plupart des auteurs qui, depuis Sydenham, avaient écrit

(1) *Voir* la note 2, à la fin du volume.

sur la goutte. Je préparai avec soin les divers médicaments qui avaient été tour à tour employés et abandonnés. Je les essayai successivement sur moi-même, et j'en étudiai les effets. Je ne fus point arrêté dans mes expérimentations par des dérangements dans ma santé, qui compromirent, pendant plus d'un an, mon excellente constitution. Je persistai à me soumettre à l'usage des combinaisons thérapeutiques dont j'exécutais les formules; j'en variai les proportions et les composants. C'est dans ces tâtonnements successifs sur ma personne, et durant les crises de la maladie, que je parvins enfin à trouver une association de médicaments, à des doses déterminées, qui, fixe dans sa composition et dans ses effets, a terminé depuis lors, en peu d'heures, ou a même prévenu tous mes accès de goutte.

« Les succès que j'observais sur moi-même ayant été obtenus sur plusieurs autres goutteux, je désirai qu'il fût fait des expérimentations sur une plus large échelle. Je demandai, à cette intention, à la Société royale de médecine de Bordeaux, dont je suis membre, de faire constater sur d'autres goutteux les effets que j'avais constatés, et que je portai à sa connaissance. Je mis à la disposition de la Société toutes les pilules dont elle pourrait avoir besoin, et je déposai ma formule cachetée au secrétariat, à la condition qu'elle ne fût ouverte qu'après le rapport de la commission qui serait nommée. Mon but, dans cette réserve, était de ne pas voir préjuger la question par la connaissance des médicaments qui faisaient la base de ma préparation.

« La Société porta peu d'attention au dépôt que j'avais fait, dans sa séance générale du 22 août 1836 ; ce qui me détermina, cinq mois après (20 janvier 1837), à demander la main-levée de mon paquet, qui me fut remis par M. le Secrétaire général. »

L'appui que M. Lartigue avait vainement sollicité de la Société de médecine de Bordeaux, il le trouva parmi d'honorables amis

qu'il comptait dans le corps médical :
MM. Bourges, Révolat, Pereyra, Azam,
Caussade, Bouché de Vitray, à Bordeaux;
Darroze, à Pontoux; Lasserre, à Dax, etc.,
confirmèrent, par leurs expérimentations,
les espérances que M. Lartigue avait conçues
sur l'avenir de son médicament.

Dans un voyage qu'il fit à Paris, en 1836,
M. Lartigue eut souvent occasion de s'entretenir de ses succès dans le traitement de la
goutte, avec l'un des médecins les plus émi-
nents de la capitale, son parent et ami, M. le
docteur Double, dont la science regrette aujourd'hui la perte. M. Double voulut expérimenter lui-même les pilules de M. Lartigue,
et les heureux résultats qu'il en obtint ne
tardèrent pas à les lui faire ranger parmi ce
petit nombre de médicaments qu'il employait
avec certitude. Ce patronage venu de si haut,
et qui était pour la préparation de M. Lartigue la plus éloquente des recommandations,
suffit pour provoquer de nouvelles et nombreuses expérimentations. M. Marc, alors

médecin du roi, M. Carron-Duvillards, et vingt autres que nous pourrions citer, ne tardèrent pas à confirmer, par de nouveaux faits, l'efficacité des pilules de Lartigue, longtemps avant que la presse médicale ne les eût fait connaître aux praticiens de province. Cependant, au nombre des médecins de Paris qui en avaient obtenu les résultats les plus concluants et les plus nombreux, se trouvait M. le docteur Miquel, rédacteur en chef du *Bulletin de Thérapeutique*, l'un de nos journaux de médecine les plus répandus, et qui, comme l'indique son titre, s'est donné pour mission d'enregistrer tout ce que la science du traitement des maladies a intérêt à connaître. En 1840, alors qu'à son propre témoignage il put joindre celui de MM. Double, Marc, Beaumetz, Paulin, Robert, Simon, etc., et que les faits se furent présentés à son observation assez nombreux pour ne lui laisser aucun doute, et le rassurer sur la possibilité d'une de ces illusions si fréquentes en médecine dans le traitement des maladies aiguës, il pensa que le moment était venu d'ouvrir les colonnes de son journal à ce qu'il regardait comme une véritable conquête de la thérapeutique, et qu'il devait à ses lecteurs de ne pas leur laisser ignorer plus longtemps les beaux résultats qu'il avait été à même de constater.

En mars 1840 parut donc le premier article qui signala au monde médical l'existence des pilules de Lartigue[1]. C'en fut assez pour assurer leur succès. Les expérimentations furent répétées de toutes parts, à Paris comme en province, dans la pratique civile comme dans les hôpitaux. En quelques mois, tous nos journaux de médecine, la *Gazette des médecins praticiens*[2], la *Gazette des hôpitaux*[3], l'*Esculape*[4], la *Revue médicale*, l'*Expérience*, etc., enregistrèrent de nouvelles observations, et forcèrent, pour ainsi dire, l'introduction des pilules de Lartigue dans la thérapeutique.

[1] *Voir* la note 1, à la fin du volume.
[2] *Voir* la note 3.
[3] *Voir* la note 4.
[4] *Voir* la note 5.

Depuis cinq ans, la pratique a constamment sanctionné leur efficacité; elles ont triomphé des objections dont on avait cherché à entraver leur début, des répugnances que certains esprits leur avaient opposées, et leur usage est aujourd'hui général dans la goutte et le rhumatisme chronique.

Il faut bien que les pilules de Lartigue jouissent d'une vertu puissante et unanimement reconnue, puisque, dans leur impossibilité d'en faire connaître la composition, plusieurs pharmacologistes se sont efforcés d'y substituer des préparations de leur choix, en les gratifiant toutefois, par un artifice qu'une morale rigide réprouve, du nom de *Pilules de Lartigue*. Parmi les formules qui ont été présentées comme étant la nôtre, il n'en est que deux qui me paraissent mériter d'être rappelées ici; elles ont été publiées par M. Bouchardat, pharmacien en chef de l'Hôtel-Dieu. La première fut insérée dans l'*Annuaire de Thérapeutique* pour 1841; elle était suivie des lignes suivantes : « Les médecins qui répu-

gnent à prescrire des remèdes secréts, peuvent
remplacer les pilules de Lartigue par les pilules
précédentes.» Cette formule, on le voit, n'était
pas donnée comme la nôtre, et, en effet, la
préparation à laquelle elle se rapportait avait
pour titre *Pilules antigoutteuses,* et non *Pilules
de Lartigue*. Mais ce que M. Bouchardat n'a-
vait pas fait, d'autres ne craignirent pas de
le faire, et peu de temps après la mise en
vente de l'*Annuaire de Thérapeutique,* plusieurs
journaux répétèrent cette formule, en suppri-
mant la remarque que M. Bouchardat y avait
jointe, et en la décorant du nom de Formule
des pilules de Lartigue. M. Lartigue voulut en
vain réclamer contre ce que, dans sa bonne
foi, il croyait être une erreur de la part de
ces journaux ; une lettre qu'il écrivit à l'un
d'eux, au *Journal de Chimie médicale,* demeura
sans réponse, et son insertion fut refusée par
M. A. Chevallier, rédacteur de ce recueil.

Les effets de cette publication ne tardèrent
pas à se faire sentir. Les pharmaciens crurent
que cette formule était réellement celle de

M. Lartigue, et plusieurs d'entre eux prépa-
rèrent et vendirent, sous le nom de *Pilules de
Lartigue*, un médicament qui n'avait aucun
rapport avec elles. Les médecins n'en obtin-
rent pas les effets qu'ils en avaient obtenus
déjà, ou qui leur avaient été promis; quelques-uns même virent des accidents plus ou
moins graves accompagner leur emploi. Il en
est qui comprirent qu'ils avaient été induits
en erreur, et qui exigèrent qu'il ne leur fût
plus délivré que des pilules préparées par
M. Lartigue [1]; mais d'autres, ne soupçonnant
pas la méprise dont ils avaient été l'objet,
firent porter sur les pilules de Lartigue les
reproches qui n'étaient dus qu'aux pilules
antigoutteuses de M. Bouchardat, et les frap-
pèrent, auprès de leurs clients, d'un discré-
dit qu'elles ne meritaient pas.

Beaucoup de lettres nous arrivèrent à cette
époque, nous signalant les modifications qui
avaient été apportées dans la vente de nos
pilules, que quelques pharmaciens, nous di-

[1] *Voir* la note 6, à la fin du volume.

sait-on , vendaient à tout venant et à vil prix , la nullité à peu près constante de leurs effets , et les inconvénients qui , dans quelques cas , en avaient accompagné l'emploi. Plusieurs furent également adressées à M. le docteur Miquel ; elles signalaient les mêmes faits , exprimaient les mêmes plaintes. L'une d'elles , écrite par M. Crouigneau , alors chirurgien à l'hôpital militaire de la Rochelle , était conçue dans des termes tels , et révélait des faits si importants , que M. Miquel crut devoir la faire passer sous les yeux de M. Bouchardat , en lui demandant de vouloir bien , par une courte réponse , remédier lui-même au mal que sa publication avait fait.

Voici la lettre de M. Crouigneau , insérée dans le *Bulletin de Thérapeutique* (septembre 1842), et la réponse que M. Bouchardat y fit :

Monsieur le Rédacteur, j'ai à vous signaler une difficulté qui intéresse en ce moment la pratique de plusieurs médecins du département que j'habite , relativement aux pilules de Lartigue , médicament que votre Journal m'a fait connaître , et dont j'ai constaté les avantages dans un article que vous avez bien voulu insérer dans le *Bulletin de Thé-*

rapeutique. J'ai d'autant plus de confiance que vous répondrez à l'appel que j'ai l'honneur de vous faire, que votre publication a rempli jusqu'ici, avec confiance et avec zèle, la mission qu'elle a prise, celle d'éclairer les médecins sur la valeur des médications proposées.

Or, je vous dirai qu'après avoir obtenu pendant longtemps les plus beaux résultats des pilules de Lartigue, j'ai eu depuis quelque temps des mécomptes tellement constants chez tous les malades auxquels je les ai ordonnées, que j'ai été stupéfait de la différence des effets, et que j'ai eu à en rechercher la cause avec soin. Je n'ai pas tardé à me convaincre que mes malades avaient reçu, non des pilules confectionnées par M. Lartigue, comme les précédentes, mais bien des pilules faites dans les pharmacies mêmes, d'après une formule publiée par M. Bouchardat, pharmacien en chef de l'Hôtel-Dieu de Paris, dans son *Annuaire de Thérapeutique* de l'année dernière.

Il est de mon devoir de vous transmettre ces particularités, et de vous demander, dans l'intérêt des médecins qui ont confiance aux pilules de Lartigue, quelques éclaircissements propres à diriger leur conduite ultérieure.

Ces pilules sont-elles réellement les pilules de Lartigue, comme dans leur bonne foi les pharmaciens qui les préparent en sont convaincus? Et, dans ce cas, comment expliquer leur différence totale d'action? Si M. Lartigue a donné sa formule à M. Bouchardat, celui-ci a sans doute commis quelque erreur capitale en la transcrivant, car elles n'ont aucune action curative, et déterminent, sans aucun profit pour les malades, des superpurgations suivies d'une inflammation gastro-intestinale plus ou moins rebelle, comme je m'en suis convaincu tout récemment chez deux personnes auxquelles je les ai administrées comme essai. Nous devons nous attendre à une rectification à ce sujet :

votre position à Paris, vos relations avec M. Lartigue et M. Bouchardat, vous mettent, mieux que tout autre, en mesure d'avoir une explication catégorique, que j'attendrai, pour ma part, avec impatience.

Veuillez agréer, etc.

CROUIGNEAU (de Fronsac), chirurgien à l'hôpital militaire de la Rochelle (Charente-Inférieure).

P. S. Ce n'est pas seulement à la Rochelle que des mécomptes ont eu lieu avec la formule de M. Bouchardat; à Libourne, plusieurs confrères ont eu à se repentir de les avoir administrées chez des goutteux. Je citerai, entre autres, M. le docteur Liarès, qui s'est vu forcé de renoncer à leur emploi.

Vous verrez encore l'importance de corriger la formule de M. Bouchardat dans le sens de la préparation suivie par M. Lartigue, par la lettre que j'ai reçue de M. le docteur Senné de Surgères, votre abonné, que j'ai l'honneur de vous adresser.

Explications données par M. Bouchardat, au sujet de la lettre précédente.

Mon cher confrère, voici tout ce que je puis répondre à la lettre de M. Crouigneau et à toutes celles de même nature que vous avez reçues.

M. Lartigue ne m'a pas communiqué la formule de ses pilules contre la goutte. Ce n'est pas non plus la sienne que j'ai voulu donner dans mon *Annuaire de Thérapeutique;* il n'y a qu'à lire ce que j'en dis pour en être convaincu.

Ma formule est intitulée *Pilules antigoutteuses,* et non *Pilules de Lartigue.*

4

Ce n'est pas ma faute si le *Journal de Chimie médicale* et plusieurs journaux de médecine ont induit en erreur quelques médecins et quelques pharmaciens, en publiant ma formule sous le titre de *Pilules de Lartigue*. Je ne suis pour rien dans cette publication.

Les pilules dont j'ai donné la formule ne sont donc pas les *Pilules de Lartigue ;* mais elles sont aussi des pilules antigoutteuses, jouissant d'une efficacité constatée par un grand nombre d'expériences.

Quant aux inconvénients et au défaut d'action que quelques-uns de vos abonnés vous ont signalés dans l'usage de ces pilules, je dirai qu'après de nouveaux essais, j'ai cru moi-même devoir modifier la formule précédemment publiée....

(BOUCHARDAT, pharmacien en chef de l'Hôtel-Dieu de Paris.)

En effet, la même année, cette première formule, sur l'efficacité de laquelle l'expérience s'était, disait-on, prononcée un grand nombre de fois, disparut du formulaire de M. Bouchardat, et y fut remplacée par une seconde, où les doses et les substances elles-mêmes se trouvaient tout à fait changées. Dix-huit mois avaient suffi pour faire justice de la première, il n'en fallut pas même autant pour la seconde.

Je ne crains pas de le dire, les deux formules publiées par M. Bouchardat ont occasionné un préjudice réel aux pilules de Lartigue et aux goutteux eux-mêmes. Des médecins, des malades, qui n'avaient point voulu faire usage de ce médicament tant que la composition avait été secrète pour eux, n'ont plus hésité à l'employer dès qu'ils ont cru la connaître. Ils ont adopté les formules présentées comme les nôtres ; ils les ont appliquées, et, n'ayant pas obtenu de leur emploi les beaux résultats qui leur avaient été annoncés et qu'on reconnaît unanimement à la préparation de M. Lartigue, ils ont rendu ce médicament responsable des insuccès et des accidents qu'ils avaient observés ; et, renonçant désormais à le prescrire, ils se sont ainsi privés d'une puissante ressource thérapeutique.

La publication de ces formules a, en outre, donné lieu à quelques objections sérieuses qui, si elles n'étaient pas réfutées comme elles le méritent, pourraient finir par ébranler la confiance que les goutteux ont accordée aux pilules de Lartigue. Nous reviendrons plus tard sur ces objections, qui sont fondées en ce qui concerne les pilules antigoutteuses formulées par M. Bouchardat, mais qui ne s'adressent en rien à celles qui portent notre nom.

Terminons, du reste, en disant que le temps et l'expérience ont fait justice de ces formules, qui, composées au fond du cabinet, n'indiquant que des substances dont l'observation avait démontré l'insuffisance, ne reposant d'ailleurs sur aucune expérimentation antérieure, affectaient cependant la prétention de se substituer à une formule qui n'avait été définitivement arrêtée qu'après plusieurs années de tâtonnements et d'essais, et dont plusieurs milliers de faits avaient déjà démontré la supériorité.

———

§ II. Effets physiologiques des pilules de Lartigue.

Les pilules de Lartigue sont du poids de 15 à 20 centigrammes. Elles ont une saveur amère assez prononcée ; leur odeur est à peu près nulle. Laissées au contact de l'air, elles en attirent l'humidité, et doivent, à cause de cela, être constamment tenues dans le flacon qui les renferme.

Pour les avaler, il suffit de les humecter légèrement, en les promenant, pendant quelques secondes, dans la bouche ; cette petite manœuvre en facilite la déglutition, sans permettre d'en sentir l'amertume. On peut les avaler plus facilement encore, en les mettant dans une cuillerée d'eau sucrée, ou dans un peu de confiture. Dans tous les cas, quelle que soit la manière dont les pilules aient été prises, il convient de faire suivre leur introduction dans l'estomac, de l'ingestion d'un demi-verre d'eau, simple ou sucrée, et mieux encore d'une tasse d'une infusion chaude de thé, de tilleul, de violettes, de sauge, etc. On facilite ainsi la dissolution des pilules dans l'estomac ; en outre, on stimule légèrement cet organe, et l'on prévient les troubles que le médicament apporte quelquefois à ses fonctions; enfin, dans les cas où l'on fait usage d'une boisson chaude, on tend à provoquer une légère transpiration, toujours favorable dans le traitement de la goutte.

Les pilules peuvent être prises indifféremment à toutes les heures de la journée, avant, pendant, ou après les repas; cependant il est mieux de les prendre à jeun, ou tout au moins lorsqu'on suppose le travail de la digestion terminé, c'est-à-dire une ou deux heures après avoir mangé. Dans le premier cas, l'estomac étant vide, l'absorption est plus facile et plus prompte; dans le second cas, on évite plus sûrement les troubles passagers qu'elles apportent quelquefois dans l'acte de la digestion.

Leur introduction dans les voies digestives ne détermine le plus ordinairement aucun effet; et le gargouillement, le besoin d'aller à la selle qui survient au bout de quelques heures, sont, chez la plupart des goutteux, le premier indice de leur action. Chez quelques autres cependant il n'en est pas ainsi, et il est bien d'être prévenu de la nature des troubles qu'elles occasionnent, dans certains cas, afin de ne pas s'en effrayer. Peu de temps après l'administration des pilules, quelques malades sont pris de maux de cœur plus ou moins intenses, de malaise général, d'anéantissement; leur faiblesse est extrême; ils croient, à chaque instant, qu'ils vont se trouver mal; le moindre mouvement amène des gouttes de sueur froide sur le front; il y a parfois des nausées, des vomissements même; enfin les selles se déclarent, tous ces symptômes se dissipent, et le malade a bientôt la conscience d'une amélioration sensible dans son état. Je le répète, il faut être prévenu de la possibilité de ces effets, qui, d'ailleurs, sont assez rares; sans cela on s'en effraye, et l'on hésite, ainsi que je l'ai vu quelquefois, à poursuivre le traitement.

L'action de ces pilules est complexe; elle a pour effet d'augmenter les selles, les urines et les sueurs. Les pilules de Lartigue sont

donc à la fois purgatives, diurétiques et sudorifiques. Les selles ne s'accompagnent
d'aucune espèce de douleurs; il y a du gargouillement, mais sans coliques ni tranchées,
sans cuisson à l'anus. Les premières, qui débarrassent le tube digestif des matières qu'il
pouvait contenir, et qui surmontent la constipation à laquelle les goutteux sont souvent
sujets, sont en général plus épaisses que les
autres, qui finissent par être presqu'entièrement séreuses.

En même temps que les selles se déclarent,
les urines et les sueurs deviennent plus abondantes. Quelques malades, dont la peau
sèche et aride paraissait, depuis longtemps,
rebelle à la transpiration, sont tout étonnés
de se sentir plongés, pendant le cours du
traitement, dans une douce moiteur. Celle-ci
ne se prononce ordinairement qu'après les
selles; quelquefois cependant elle les supplée : mais ces cas sont rares, car ce n'est
qu'exceptionnellement qu'on voit les selles
manquer. Au surplus, l'action des pilules de

Lartigue n'est pas moins sûre, soit qu'elles provoquent des garde-robes, soit qu'elles ne produisent que des sueurs, soit qu'elles déterminent à la fois des garde-robes et des sueurs. Il n'a pas été remarqué non plus que le médicament témoigne de plus de vertu, quand il purge, que quand il pousse à la sueur, et réciproquement. Dans tous les cas, son effet curatif paraît également rapide, également certain.

L'action des pilules de Lartigue sur la sécrétion urinaire est aussi fort variable. Quelquefois elles l'augmentent, sans rien changer à la nature des urines ; quelquefois, au contraire, celles-ci cessent d'être sédimenteuses pour devenir claires et abondantes. Dans d'autres cas enfin, elles ne déterminent aucune modification ni dans la nature ni dans la quantité des urines.

Ajoutons, du reste, qu'il est assez peu commun d'observer à la fois l'augmentation des selles, des sueurs et des urines ; l'augmentation des sueurs et surtout celle des urines

manquent souvent, ou sont moins souvent
accusées par les malades, car il est possible
qu'elles se produisent, et passent inaperçues.
L'effet purgatif est beaucoup plus constant,
et lorsqu'il vient à manquer, les pilules agissent ordinairement davantage sur la peau;
quelquefois cependant il manque, sans qu'aucun autre effet le supplée; mais souvent,
malgré cela, l'action bienfaisante du médicament ne s'en produit pas moins, et les
malades ne sont avertis de l'action des pilules que par la cessation de leurs douleurs
et la disparition de tous les accidents. J'ai
déjà observé plusieurs cas de ce genre, et il
m'en a été signalé quelques autres. « Nous
« avons eu occasion, dit M. Crouigneau, de
« traiter plusieurs malades, chez lesquels les
« pilules n'ont eu aucune action apparente
« ni sur la peau, ni sur les voies urinaires,
« ni sur le tube digestif, et chez qui cepen-
« dant les douleurs ont disparu avec assez de
« rapidité. » — Un autre de nos confrères,
nous écrivant pour nous signaler cette ab-

sence de tout effet chez un de ses malades, terminait ainsi sa lettre : « S'il est vrai que M. L... n'ait ressenti aucun des effets annoncés par l'usage de vos pilules, il n'est pas moins certain que l'attaque, qui paraissait vouloir se déclarer d'une manière assez vive, n'a eu aucune suite, et qu'après la dixième pilule, le malade a été assez fort pour marcher sur le pavé, et aller passer la soirée chez un ami; comme aussi il est vrai que toutes les nuits ont été très-calmes, que le malade se trouvait dans un bien-être parfait, et que son sommeil était véritablement réparateur. »

Ces faits, très-dignes d'attention, révèlent évidemment, dans les pilules de Lartigue, une propriété spécifique.

---

§ III. Du traitement de la goutte aiguë.

Tous les goutteux savent ce que l'on entend par *goutte aiguë*, aussi nommée *goutte inflammatoire*, *goutte régulière*, à cause de la nature des caractères qu'elle présente, et de la régularité qu'elle met à parcourir ses périodes. Ses retours constituent les attaques, dont la durée varie de quelques jours à un mois, six semaines au plus; lorsqu'elle se prolonge davantage, elle perd ses caractères de goutte aiguë, pour passer à l'état de *goutte chronique*.

Cette forme, qui est la plus fréquente, est aussi la plus douloureuse. Au dire des goutteux, il n'est pas d'expression assez forte pour peindre les horribles souffrances qu'elle occasionne : les uns croient sentir leurs os broyés comme par des tenailles; d'autres leurs chairs brûlées par du plomb fondu; d'autres enfin, leurs membres déchirés par la dent aiguë de chiens qui les dévorent. Tableaux effrayants, qui, au milieu du délire de la fièvre et du paroxysme de la douleur, poursuivent sans cesse le malade et donnent à ses plaintes une expression presque toujours la même. Les degrés les plus faibles de la goutte aiguë s'accompagnent encore de douleurs assez vives ; car, il ne faut pas le perdre de vue, dans cette cruelle affection, le symptôme dominant, le caractère essentiel, c'est la douleur. Sans la douleur, la goutte n'est plus rien.

Il n'est aucune forme de la goutte où les pilules de Lartigue agissent avec plus de promptitude, d'efficacité, de certitude, que la forme aiguë. En 24, 36 ou 40 heures, l'accès le plus violent est constamment enrayé ; la douleur disparaît, le gonflement se dissipe, et cela, je le répète, quelle que soit la violence de l'accès que l'on a à combattre.

Six pilules le premier jour de l'accès suffisent ordinairement pour amener ce résultat. Ces six pilules ne doivent point être prises en une seule fois, mais bien deux à deux, et de six en six heures, comme, par exemple, deux le matin, deux à midi, et deux le soir. Ainsi que je l'ai dit dans le paragraphe précédent, il faut accompagner chaque dose d'un demi-verre d'eau sucrée, ou mieux encore d'une tasse d'une infusion chaude de

thé, de tilleul, de sureau, de violettes, etc.,
et, autant que possible, prendre les pilules à
jeun, une heure avant ou deux heures après
le repas; l'estomac étant vide, la dissolution
du médicament est plus facile, et son absorption plus prompte; en outre, les pilules,
n'étant point mêlées avec les aliments, ne
risquent pas d'être entraînées par eux; enfin,
comme je l'ai dit aussi, on évite plus sûrement ces légers troubles de la digestion auxquels la présence des pilules dans l'estomac
donne lieu quelquefois, et qui, dans certaines circonstances, peuvent aller jusqu'à
déterminer le vomissement.

En général, du moment où les premières
pilules ont été prises, leur action semble
commencer à se faire sentir; les douleurs ne
diminuent pas encore, mais elles cessent
d'augmenter : il est donc inutile de chercher
à les calmer par l'emploi de moyen autre
que les pilules. Dans les cas cependant où les
souffrances sont trop vives, où l'accès, mar-
chant avec une grande rapidité, a atteint en

quelques heures, son summum d'acuité, on peut, en attendant que l'effet des pilules se produise, tâcher d'apaiser les douleurs par des moyens locaux. Ceux qu'on a préconisés dans ce but sont extrêmement nombreux; parmi les principaux figurent les cataplasmes, les liniments, les lotions, etc. Les cataplasmes fortement laudanisés soulagent assez bien; mais ils ont l'inconvénient, à cause de leur poids, de ne pas pouvoir toujours être supportés par les parties malades : dans ce cas, on peut les remplacer avantageusement par une flanelle imbibée de laudanum, qu'on applique sur le siége de la douleur; la flanelle est beaucoup plus légère que le cataplasme, et j'ai vu plusieurs goutteux l'employer avec succès. — Un moyen qui m'a réussi également quelquefois, pour calmer la douleur, non-seulement dans la goutte, mais aussi dans quelques autres affections nerveuses, dans la migraine, par exemple, et dans certaines névralgies, est l'application sur la partie malade de compresses trempées dans une solu-

tion de cyanure de potassium, d'après la formule suivante :

Cyanure de potassium. . . 15 centigrammes.
Eau distillée. . . . . 30 grammes.

Mais de tous les moyens que j'ai employés
pour assoupir la douleur, en attendant que
l'effet des pilules l'enlève complètement, celui qui m'a le mieux réussi est le bain local
d'eau froide. Il y a bien longtemps déjà que
son efficacité a été reconnue, car on le trouve
préconisé dans Hippocrate ; depuis il a été
fortement conseillé par les uns, non moins
fortement désapprouvé par les autres ; on n'a
point contesté son efficacité, mais on a redouté ses dangers ; on a dit qu'il pouvait amener un déplacement fâcheux de la goutte. Je
crois, en effet, que si, dans le traitement
d'une attaque, on se bornait à l'emploi de ce
moyen, on exposerait le malade à de fâcheuses métastases : l'humeur goutteuse, fixée sur
la partie immergée, pourrait être répercutée
par l'action de l'eau froide, et, se portant sur

des organes essentiels à la vie, déterminer
des accidents; mais dans la manière dont
j'emploie ces bains d'eau froide, c'est-à-dire
combinés avec l'administration des pilules,
de pareils déplacements ne sont pas à craindre. L'humeur goutteuse (si tant est que la
goutte soit en effet le produit d'une humeur
particulière qui s'accumule peu à peu dans
l'économie, et finit par se fixer en un point,
pour y produire une attaque), l'humeur goutteuse est éliminée par l'action des pilules;
ces selles abondantes qui se déclarent, cette
augmentation des sueurs et des urines qui les
accompagnent, chassent évidemment de l'économie ce levain de mauvaise nature, et lorsqu'au bout de quelques heures, en admettant
que l'eau froide tende en effet à le déplacer,
lorsque la métastase pourrait avoir lieu, il est
déjà en voie d'élimination, et ne risque plus
d'aller déterminer sur un organe important
les accidents qu'il produisait sur une articulation. Quoiqu'il en soit de cette explication, à laquelle je tiens peu, ce qu'il y a de

certain, c'est que j'ai déjà employé et vu employer très-souvent les pédiluves froids, et que jamais, par leur association avec les pilules de Lartigue, je n'ai observé ces déplacements que quelques personnes redoutent. Le pied doit être tenu dans l'eau jusqu'à ce que la douleur soit éteinte ; quand ce résultat est obtenu, et il l'est après un temps qui varie de quelques minutes à deux, trois et quatre heures, on le retire, et on l'enveloppe de flanelle, afin de le réchauffer et de favoriser la réaction qui tend à s'y établir. Si la douleur se ranimait, on replacerait aussitôt le pied dans l'eau, et ainsi de suite jusqu'à ce qu'enfin l'action des pilules se prononce, et permette de ne plus recourir au bain de pieds. Au surplus, l'eau froide ne fait que calmer la douleur, et pas autre chose ; on ne doit donc y recourir que dans les cas exceptionnels, où celle-ci est tellement forte que le malade ne se sent pas le courage de la supporter quelques heures encore, c'est-à-dire jusqu'à ce que les pilules l'en débarrassent complètement. Dans tous les autres cas, il faut attendre sans recourir à l'emploi d'aucun topique, et se borner à favoriser la transpiration locale, en enveloppant la partie malade de flanelle, que l'on recouvre ensuite de taffetas gommé.

L'action purgative des pilules ne se déclare ordinairement que douze, quinze ou vingt heures après l'administration des premières doses, quelquefois même plus tard, selon des circonstances particulières qu'il est inutile de chercher à apprécier ici. A cette époque, les symptômes locaux sont déjà considérablement amendés; les douleurs n'existent plus ou existent à peine; le gonflement persiste, mais sans rougeur; le malade est tout étonné, lorsque le besoin d'aller à la garderobe se fait sentir, de pouvoir remuer son membre, l'appuyer même sur le sol. Si les pilules ont été prises dans le courant de la journée, la nuit suivante est calme, et le sommeil n'est interrompu que par le retour des selles ou la fréquence des besoins d'uriner. Le second jour, le soulagement est plus prononcé encore ; la peau, complètement décolorée, commence à perdre ce luisant que lui donnait son extrême tension ; quelques rides s'y montrent et annoncent la diminution de l'œdème ; les parties malades ne sont plus douloureuses, même à la pression. Les selles continuent au nombre de quatre à cinq dans la journée ; les progrès deviennent sensibles d'heure en heure ; et enfin, le troisième jour, à part un peu de gonflement qui persiste encore, il ne reste plus aucune trace de la maladie. Beaucoup de goutteux peuvent reprendre à cette époque leurs occupations quotidiennes : il en est même qui, dès le second jour, rentrent dans les conditions ordinaires de leur existence. N'est-ce pas là, je le demande, un résultat bien remarquable ? et est-il un seul des traitements connus jusqu'à ce jour qui en produise un pareil ?

Je pourrais citer un grand nombre d'observations qui confirmeraient, de tous points, le tableau que je viens de faire. On en trouvera plusieurs à la fin de ce volume ; je n'en rapporterai que trois, dont deux m'ont été communiquées par les honorables praticiens qui les ont recueillies, et la troisième par le malade lui-même.

1re OBSERVATION [1].

M. B..., âgé de 49 ans, a habité dix ans Caïenne ; il y mena une vie très-active, et ne se ressentit de la goutte qu'à son retour de cette colonie, en 1831. Depuis cette époque, il habite un pays dont la température est très-variable ; il vit d'une manière confortable ; sans faire d'excès, il se procure les jouissances culinaires que peut donner une honnête aisance. D'un caractère gai, d'une constitution robuste, il a la goutte quatre à cinq fois par an ; les accès se portent d'abord sur une articulation, puis sur une autre, enfin les envahissent toutes, même celles du cou et de la poitrine, et restent fixés sur elles pendant trois ou quatre semaines ; le pouls est dur, la face congestionnée ; le malade ne dort pas ; les douleurs qu'il éprouve lui font pousser des cris ; on est souvent obligé de le saigner, pendant les accès, pour en diminuer l'intensité. L'état pléthorique du malade permet de faire des saignées de quatorze onces (450 grammes environ) ; le sang est couenneux ; le caillot est riche. Enfin, après trois ou quatre semaines de véritable infirmité, il recouvre peu à peu l'usage de ses membres.

---

[1] Communiquée par M. le docteur Josse, médecin des épidémies de l'arrondissement de Montdidier.

Le 7 octobre, M. B... fut pris de la goutte à l'articulation du poignet gauche, ainsi qu'aux articulations tarsiennes. Le 8, elle avait envahi les articulations des genoux et de l'épaule gauche ; le pouls était très-élevé et très-fréquent ; il y avait impossibilité de remuer les membres. Le bras droit seul restait libre ; le malade était incapable de sortir de son lit.

Le 9, six pilules de Lartigue furent administrées, dans les vingt-quatre heures, et de la manière suivante : 2 à midi, 2 à six heures du soir, et 2 à trois heures de la nuit. — Le malade reposa ; il transpira un peu vers la région du cou ; il n'urina pas plus que de coutume ; le pouls tomba à soixante-douze pulsations par minute. Le 10, le malade alla six fois à la garde-robe ; la première selle eut lieu à huit heures du matin ; les autres se succédèrent de deux heures en deux heures sans coliques. Le malade prit encore deux autres pilules, l'une à midi, l'autre le soir ; à cette époque, le bras était devenu libre ; le malade ne souffrait plus. Le 11, il se promenait dans ses appartements. Le 12, il sortit et reprit ses habitudes journalières.

Je n'ajouterai rien sur l'intérêt que présente cette observation. Elle sera appréciée par tous les goutteux qui, doués d'une bonne santé, n'en sont pas moins obligés de rester le quart de l'année en proie à des souffrances atroces, et à charge à tous ceux qui les entourent.

2ᵉ OBSERVATION [1].

M. L..., propriétaire très-aisé de ma commune, âgé de
55 ans, était atteint depuis douze ans de la goutte. Tous
les ans, pendant les six premières années, il éprouva une
ou deux attaques qui le forçaient à garder son lit ou sa
chambre pendant deux ou trois semaines, et quelquefois
plus longtemps. Il y a cinq ans, un accès de goutte dura
plus d'un mois. Depuis cette époque, les attaques se répétèrent beaucoup plus souvent, au point que le malade
arriva à en être atteint quatre ou cinq fois chaque année.
Il y a quatre ans, il passa une partie de l'hiver dans sa
chambre, ou dans son fauteuil, en proie à des douleurs qui
quelquefois devenaient atroces. C'est à cette époque que
je fus mandé pour lui donner des soins. Je mis en usage
tous les moyens palliatifs employés en pareil cas, moyens
qui n'eurent d'autre effet que de diminuer la violence des
douleurs, sans en hâter nullement la terminaison. J'étais
déterminé à employer le sirop de Boubée, lorsque je fus
mis à même d'expérimenter les pilules de Lartigue; j'en
parlai à mon malade qui se décida à en faire usage au prochain accès de goutte. Celui-ci ne se fit pas longtemps
attendre. Le 21 janvier 1839, la goutte se déclara. Le
lendemain, 22, le malade me fit appeler. Je constatai l'état
suivant : La maladie s'est montrée au gros orteil droit
et aux deux poignets. Le gonflement de ces parties est
considérable, violacé; la douleur vive, surtout à la moindre pression. La nuit a été très-agitée; point de sommeil;
élancements dans les articulations qui l'ont forcé de pousser des cris. M. L... me manifeste la crainte d'être cloué

---

[1] Communiquée par M. Darroze, médecin à Pontonx.

dans son lit pendant une partie de l'hiver, comme les années précédentes.

Je prescrivis quatre pilules dans la journée, deux le matin, et deux le soir. Le lendemain, 23, le malade me dit être mieux; la douleur n'était pas aussi vive, et la goutte était restée aux articulations déjà prises : il n'en était pas ainsi autrefois; dès que la goutte diminuait dans une articulation, elle en envahissait une autre. Il y avait eu des urines plus abondantes et de la sueur.

Quatre pilules furent encore prises, comme la veille, dans la journée du 23. Je revis le malade le 24 au matin ; il m'annonça qu'il était guéri ; il pouvait exécuter des mouvements avec les parties affectées. Les urines avaient été copieuses ; cinq garde-robes considérables avaient eu lieu. — Le 25 et le 26, le malade prit encore deux pilules; les selles eurent lieu comme les jours précédents. Le 27, il alla dans la rue, et reprit sa vie ordinaire.

Depuis cette époque, M. L... a eu diverses attaques de goutte, qui toutes ont disparu avec la même facilité. Il est même rare qu'il soit obligé de garder le lit au delà de vingt-quatre heures; quelquefois il ne le garde pas du tout. La constitution du malade, qui était très-délabrée, a tellement changé, qu'il a repris aujourd'hui toutes ses anciennes habitudes. Quand je l'engage à se ménager, il me répond qu'il veut réparer le temps perdu, et qu'avec quelques pilules, il lui sera facile de réparer ses imprudences.

3ᵉ OBSERVATION [1].

M. M..., de Charleville, âgé de 55 ans, est goutteux depuis l'âge de quarante. Les accès qui, dans les premières

---

[1] Communiquée par le malade lui-même.

années, ne revenaient qu'à d'assez longs intervalles, se sont rapprochés plus tard, en même temps qu'ils sont devenus plus violents. Le dernier a retenu le malade six mois dans sa chambre, et lui a causé des souffrances inouïes.—Au commencement de l'automne 1842, M. M... fut pris d'une attaque de goutte au pied gauche, avec rougeur, gonflement, douleur vive, etc. Six pilules furent administrées dès le premier jour, deux le matin, deux à midi et deux le soir. — « Je m'attendais, dit M. M... dans la lettre qu'il m'écrivit à cette époque, je m'attendais à passer de très-mauvaises nuits. Quel fut mon étonnement, le lendemain matin, après avoir bien dormi, bien reposé, de voir mon pied, qui la veille était très-enflé, redevenu dans son état naturel; il pouvait supporter la plus forte pression sans ressentir aucune douleur; il ne lui restait qu'un peu de faiblesse qui, la seconde nuit du traitement, se dissipa entièrement. J'eus quatre à cinq garde-robes dans le courant de la journée; le soir, je pris encore deux pilules, et le lendemain je pus sortir et reprendre mes occupations journalières. — Depuis cette époque, plus d'un an s'est écoulé, et je n'ai jamais ressenti aucune douleur. »

Je n'ai parlé jusqu'à ce moment que de l'administration des six premières pilules; j'ai dit qu'elles devaient être prises deux à deux, et de six en six heures. Ce nombre suffit en général pour enrayer une attaque, c'est-à-dire pour arrêter la marche progressive des symptômes, et dissiper complètement ces symptômes eux-mêmes. Le plus souvent on ne doit pas s'en tenir là : déjà l'on a pu voir par les observations précédentes, où le résultat fut cependant si complet et si rapide, qu'il convient de poursuivre le traitement dans les jours qui suivent; sans cette précaution, en effet, on s'expose à perdre le bénéfice des premières doses, et à voir les douleurs reparaître après qu'elles avaient cessé. Pour que la guérison de l'attaque soit complète, le traitement ne doit pas se borner à la seule administration des six premières pilules, il faut persévérer deux ou trois jours encore dans leur emploi, mais à doses beaucoup plus faibles. Voici le précepte que je crois devoir donner à cet égard : Quel que soit l'effet de ces six premières pilules, que le malade ait été purgé ou non, on suspendra toute médication pendant vingt-quatre heures, et l'on se bornera à prendre de loin en loin quelques tasses d'une infusion chaude. Vingt-quatre heures après l'administration des deux dernières pilules, on reviendra à leur emploi;

si les selles ne se sont pas encore déclarées, ou si, étant déclarées déjà, leur nombre n'a pas dépassé quatre ou cinq, on prendra deux nouvelles pilules, de manière à provoquer le lendemain quelques selles de plus qu'à l'ordinaire. Si au contraire l'effet purgatif a été assez prononcé pour avoir fatigué le malade, on se bornera à une pilule ; on pourrait même, si l'on craignait de multiplier les selles, et de ramener la fatigue, supprimer cette seconde dose, et attendre le troisième jour pour revenir à l'emploi des pilules. Le troisième jour, si rien de particulier ne se présente, c'est-à-dire si la guérison se consolide, on ne prendra plus qu'une pilule le soir. En général, j'engage les goutteux à prendre les pilules, autant que possible, le soir en se couchant, deux ou trois heures après le dernier repas; le sommeil empêche alors de ressentir le malaise léger qué leur présence dans l'estomac fait quelquefois naître.

Les doses et le mode d'administration que je viens d'indiquer sont ceux qui conviennent dans l'immense majorité des cas ; c'est en effet huit à dix pilules, prises en trois ou quatre jours, qu'il faut le plus souvent pour dissiper complètement une attaque, lorsque toutefois cette attaque n'a pas été combattue dès les premières heures de son apparition, et qu'on a attendu pour s'opposer à ses progrès qu'elle ait envahi, depuis quinze ou vingt heures, une ou plusieurs articulations. Cependant les règles que je viens de tracer n'ont rien d'absolu, et si le chiffre de huit à dix pilules est celui qui est le plus souvent nécessaire, je dois m'empresser de dire que ce chiffre est souvent trop faible, souvent aussi trop élevé. On peut établir qu'à part les faits exceptionnels, et par conséquent assez rares, où les pilules n'exercent aucune influence physiologique, c'est-à-dire ne produisent aucune augmentation des selles, des sueurs ou des urines, leur efficacité est subordonnée à leur action purgative. Or, rien n'est plus variable que la susceptibilité de chaque individu en ce qui concerne l'action des purgatifs : telle

personne est fortement purgée par une substance ou par des doses qui restent sans effet
chez une autre, et cela par suite de dispositions tout à fait particulières que rien dans la
constitution ou dans les habitudes du sujet
ne permet d'expliquer. Ainsi, il n'est point
rare de rencontrer des malades qui affirment
qu'aucun des purgatifs généralement usités
en médecine ne leur produit d'effet; qu'ils
sont réfractaires aux drastiques eux-mêmes,
et que par conséquent on peut employer chez
eux sans crainte aucune certaines médications dont il faudrait chez d'autres surveiller
l'emploi avec soin. Par contre aussi, il est
assez fréquent de trouver des sujets doués
d'une constitution particulière, en vertu de
laquelle le tube digestif se laisse impression-
ner avec une facilité remarquable, et manifeste, sous l'influence des laxatifs les plus
doux, une extrême susceptibilité.

Il peut donc arriver, chez certains individus à constitution forte et rebelle aux purgatifs, que les six premières pilules n'amènent

aucune selle. Si, malgré cela, l'amélioration
se dessine d'une manière évidente, il n'y a
point à se préoccuper de cette absence d'é-
vacuations ; car, comme je l'ai déjà dit plusieurs fois, la guérison peut être obtenue,
quoique l'effet purgatif fasse complètement
défaut : ce ne serait que dans les cas où la
maladie suivrait son cours progressif, vingt-
quatre heures après l'administration des six
premières pilules, qu'il faudrait chercher à
vaincre la constipation. Quelle qu'opiniâtre
que fût celle-ci, il ne faudrait pas se hâter de
renouveler la dose de six pilules, car souvent
l'action des premières pilules, qui ne s'était
pas encore produite au bout de vingt-quatre
heures, peut se montrer au bout de trente,
et l'on s'exposerait, en accumulant dose sur
dose, à déterminer des superpurgations, sans
danger, mais fatigantes pour le malade.
Lorsqu'il m'arrive de rencontrer des sujets
chez lesquels les six premières pilules, prises
le premier jour, n'ont amené ni amélioration, ni selles, j'attends jusqu'à la fin du

second jour pour revenir à leur emploi : j'en prescris deux le soir, et ce n'est que, quand les selles n'ont pas encore paru le matin du troisième jour, que je donne encore deux pilules le matin et deux le soir, ce qui en porte le nombre à douze, administrées en trois jours. En procédant ainsi, j'arrive toujours à surmonter la constipation, en même temps que j'évite d'amener des selles trop abondantes. Je citerai à cet égard le fait suivant :

M. de Saint-R..., âgé de 38 ans environ, d'une constitution forte, me fit appeler le vendredi 12 juillet, pour un accès de goutte au pied gauche qui s'était déclaré la veille. Le gros orteil, rouge et gonflé, était le siége de douleurs violentes que le malade ne parvenait à apaiser momentanément que par des applications réitérées de laudanum. Je vis M. de Saint-R... à cinq heures, et prescrivis six pilules à prendre dans la soirée, deux à six heures, deux à neuf et deux à minuit. Je ne rapprochai autant les heures auxquelles les pilules devaient être administrées, qu'afin d'arrêter plus promptement l'accès qui avait déjà deux jours de date, et tâcher de procurer au malade quelque repos pendant la seconde moitié de la nuit qu'il allait traverser. Le samedi 13, pas de selles; pas de changement dans l'état du pied. Le soir, deux pilules. La nuit fut un peu plus calme, mais les garde-robes ne s'établirent pas.

Le dimanche au matin, deux nouvelles pilules sont prises. Peu de temps après leur administration, une selle a lieu, puis une seconde un peu plus tard; les sueurs et les urines deviennent en même temps plus abondantes. Avant la fin du jour, M. de Saint-R... prend encore deux pilules. Dans la nuit, des évacuations se succèdent; les douleurs s'apaisent entièrement; la rougeur, qui, la veille, avait déjà diminué, s'éteint complètement; et le lundi soir, à cinq heures, quand je vois M. de Saint-R..., je le trouve à dîner; il vient me recevoir lui-même de sa salle à manger dans son salon. Son accès de goutte est entièrement dissipé, quoique le pied soit encore un peu engorgé. Il ne prend plus qu'une pilule chaque soir pendant deux ou trois jours, pour confirmer la guérison.

J'ai eu tout récemment encore occasion d'observer un cas pareil. M. D..., rue de Cléry, homme à forte corpulence, n'ayant encore eu qu'un petit nombre d'accès de goutte, ressentit les premières douleurs d'une nouvelle attaque dans la journée du dimanche, et prit six pilules le lundi. N'ayant obtenu le lendemain ni soulagement, ni selles, M. D... voulut avoir mon avis. Je prescrivis deux pilules le soir même, et six à prendre le mercredi, en trois fois, à six heures de distance les unes des autres, à moins que les évacuations ne survinssent avant la fin de la journée. Ce ne fut que le jeudi, de grand matin, et par conséquent après l'administration de quatorze pilules, que M. D..., qui m'avait annoncé, du reste, que rien ne pouvait le purger, eut une première garde-robe; les évacuations se répétèrent plusieurs fois dans le courant de la journée; le soulagement fit des progrès appréciables d'heure en heure, et le lendemain il ne restait plus aucune trace de l'accès. Le malade était seulement affaibli et fatigué par les évacuations qui persistaient encore. Je prescrivis deux lavements avec la décoction de graines de lin, et M. D... ne tarda pas à être complétement rétabli.

A côté de ces faits, je puis citer des observations nombreuses dans lesquelles des guérisons rapides ont été obtenues à l'aide de quelques pilules, deux, trois, quatre seulement. Il est fréquent, par exemple, lorsqu'un accès est combattu tout à fait au début, et que deux pilules sont prises au moment

même de l'apparition des premières douleurs, de le voir arrêté par cette seule dose.
Je reviendrai plus loin sur les cas de cette
espèce, en parlant de l'époque de l'accès à
laquelle il convient de prendre les premières
pilules. Mais, indépendamment de ces cas,
il en est beaucoup dans lesquels, quoique le
début de l'attaque remonte à douze ou quinze
heures, et que les douleurs et le gonflement
inflammatoire soient déjà à leur plus haut
degré, moins de six pilules suffisent pour
conjurer tous les accidents. Il est impossible
de déterminer d'avance les cas de cette espèce; c'est au médecin, lorsqu'il administre
pour la première fois les pilules de Lartigue,
à sonder en quelque sorte la susceptibilité
de chaque malade. Le seul précepte que je
puis donner à cet égard, c'est, si les deux
ou quatre premières pilules ont suffi pour
amener les résultats qu'on cherche à obtenir
avec six, c'est-à-dire si les selles se sont établies, et si l'amélioration est déclarée, de se
borner à ce nombre et de ne pas prendre

les deux autres pilules. — Voici une observation dont la lecture pourra être, à cet égard,
de quelque utilité :

Antonio T..., de M..., à Malte, âgé de 65 ans, est
goutteux depuis l'âge de quarante. Pendant les premières
années, les accès furent courts, légers, laissant entre
eux un intervalle de quinze et même dix-huit mois, et
n'affectant jamais que les pieds. En mai 1829, survint
une attaque violente, qui envahit à la fois les deux pieds
et les deux genoux, et tint le malade quatre mois au lit;
ce ne fut qu'à la fin du cinquième qu'il put commencer à
marcher sans béquilles. De 1829 à 1840, les attaques se
succédèrent avec régularité au moins tous les ans, et le
malade, après avoir épuisé tous les moyens, prit enfin le
parti de supporter son mal en patience, et n'appela plus de
médecin.

Du mois d'octobre 1840 au mois de juillet 1841, époque
à laquelle M. T..., de M..., nous adressa le mémoire auquel sont empruntés ces détails, quatre attaques eurent
lieu. La première et la troisième ne furent pas sérieuses,
mais la seconde eut presque la gravité de celle de 1829.
La quatrième se déclara le 22 mai 1841, affectant à la fois
le pied et le genou droits, puis le pied gauche; elle sem-
blait prendre tout à fait l'allure de celle de 1829. — « J'eus
« recours, dit M. T..., de M..., aux pilules de Lartigue,
« qui me furent remises par M. Augustin Michel, de Mar-
« seille. Avec le consentement de mon docteur, j'en pris
« deux le matin à six heures, et deux autres vers deux
« heures de l'après-midi. Déjà à ce moment j'observais
« un soulagement très-sensible au pied gauche, qui, de
« très-roide et douloureux, devint facile à mouvoir. A

« huit heures du soir arriva mon docteur, qui, employant
« ces pilules pour la première fois, et craignant de fatiguer
« l'estomac, s'opposa à ce que je prisse la troisième dose.
« A peine le docteur fut-il sorti, qu'un besoin d'évacuer
« survint; ce qui s'effectua en grande abondance. Jusqu'au
« point du jour, j'eus cinq à six selles, qui amenèrent un
« affaiblissement assez prononcé; mais les douleurs se dis-
« sipèrent totalement, les pieds, les genoux purent se
« mouvoir comme le reste du corps; en un mot, il s'ensui-
« vit un soulagement parfait. Comme il restait un peu de
« gonflement dans les parties affectées, je pris la troisième
« dose de deux pilules le lendemain matin, pour rester
« fidèle aux prescriptions de M. Lartigue, et obtenir la
« guérison promise. En effet, à partir de ce jour, je me
« trouvai en état de marcher très-librement. Je boite, il
« est vrai, un peu; ce que j'attribue à la faiblesse qui
« existe encore, et que je conserverai probablement tou-
« jours, attendu que cette faiblesse remonte à l'attaque
« éprouvée en 1829. »

On voit qu'ici quatre pilules ont suffi pour
enrayer l'attaque, qui, cependant, était déjà
très-prononcée. Le malade en a pris six, il
est vrai; mais la dernière dose était évidemment inutile, et le résultat eût été le même
s'il se fût borné aux deux premières.

Enfin il est des personnes chez lesquelles
des doses plus faibles encore suffisent pour
dissiper une attaque de goutte aussi complé-

tement que le fait la dose ordinaire de six à huit pilules. J'ai vu des goutteux purgés avec une, deux, trois pilules, comme beaucoup d'autres le sont à peine avec des doses triples. J'aurai occasion, en parlant du traitement du rhumatisme chronique, de citer le fait d'une dame, madame M..., rue de l'Université, chez laquelle j'ai obtenu avec deux pilules par jour des résultats physiologiques et thérapeutiques aussi complets que dans les cas où j'en administre six et huit. L'effet purgatif fut très-sensible; les urines et les sueurs furent notablement augmentées; les douleurs et le gonflement disparurent. Mais de tous les faits de ce genre que je pourrais citer, le plus curieux est certainement celui qu'il m'a été donné d'observer dans la personne de M. le lieutenant-général Beaudrand, gouverneur de Son Altesse Royale Monseigneur le Comte de Paris.

Goutteux depuis près de trente années, M. B... en était venu, comme beaucoup de ses confrères en goutte, à n'opposer à ses attaques que la patience et le courage, lorsqu'il entendit parler pour la première fois des pilules de Lartigue. Ayant appris que M. le professeur Chomel, médecin de madame la duchesse d'Orléans, les avait prescrites plusieurs fois avec succès, il crut devoir consulter cet éminent praticien, qui lui en conseilla en effet l'usage, mais en le modifiant d'après les indications que fournissaient le tempérament sec et la constitution éminemment nerveuse de M. le général B... M. Chomel prescrivit de commencer l'usage des pilules par une chaque jour, et de n'augmenter que dans le cas où cette dose se serait montrée insuffisante. Plusieurs attaques furent complétement enrayées en deux ou trois jours par ce mode d'administration. Heureux de ce résultat, et pensant se débarrasser complétement de la goutte, en continuant l'usage quotidien des pilules, M. le général B... se détermina à en prendre pendant quelque temps une chaque soir. Ce fut, à la suite de cette détermination, que M. B... me fit l'honneur de me consulter pour la première fois, désirant savoir si l'usage prolongé des pilules ne pouvait avoir aucun inconvénient pour lui. J'avoue que je fus étonné des résultats que M. le lieutenant-général B... me fit connaître; jamais jusqu'à ce jour je n'avais vu les pilules agir avec toute leur efficacité, à des doses aussi faibles. Je rassurai M. B... sur les doutes qu'il pouvait avoir relativement à l'innocuité de l'usage, même quotidien des pilules; mais en même temps je me hâtai de détruire l'espérance qu'il avait conçue de se délivrer complétement de la goutte par leur seul emploi journalier. J'allai même plus loin, et je lui exprimai la crainte qu'il n'eût compromis, par ce petit abus du médicament, la précieuse faculté qu'il avait eue, jusqu'à ce jour, d'être guéri par des doses qui, dans la plupart des cas, sont sans action sur la maladie. Il n'est pas de préparation pharmaceutique, en effet, à laquelle le corps ne finisse par s'habituer, de manière à rendre com-

plétement inertes des doses qui, dans le principe, suffi-
saient pour produire des résultats très-prononcés. Ce sont
là des faits d'observation vulgaire, et qui servent de base
à ce que la médecine a nommé la *loi de tolérance*. — Ce
que j'avais prévu se réalisa de tous points. Le 8 décembre
dernier, M. le général B... fut pris d'une attaque de goutte
siégeant à la fois au gros orteil, au poignet et au coude du
côté droit. Le 9, le 10 et le 11, il eut inutilement recours
à la dose d'une pilule, en vingt-quatre heures, qui lui avait
suffi jusque-là, et lorsque le 11 au soir, je fus appelé près
de lui, je le trouvai en proie aux souffrances de l'accès le
mieux caractérisé. Je prescrivis deux pilules à prendre
immédiatement, deux le 12 au matin et deux le soir.
Dès le lendemain, dans la matinée, l'amélioration se des-
sina, et la dose du soir que j'avais prescrite de deux pilules put être réduite à une. Le vendredi 13, l'accès était
en pleine voie de résolution. — Depuis, M. le lieutenant-
général B... a eu d'assez fréquentes attaques de goutte;
elles ont toutes été dissipées par les pilules; mais il a presque toujours fallu recourir aux doses de six et huit. M. B...
a désormais perdu le privilége dont il a joui quelque temps
d'être soulagé par une seule pilule prise toutes les vingt-
quatre heures, et maintenant il est rentré dans la catégorie ordinaire des goutteux auxquels il faut quatre, six
ou huit pilules, selon l'intensité de l'accès, pour être entièrement débarrassés.

A quelle époque de l'attaque convient-il
de prendre les pilules? — Toutes les époques
sont également convenables : ajoutons seulement qu'on a d'autant plus de facilité à en-

rayer l'accès qu'on le combat à un moment plus rapproché de son début. Il faut donc commencer l'usage des pilules aussitôt que les premières douleurs se font ressentir. En général, l'attaque de goutte débute la nuit; le malade est réveillé par des élancements douloureux qui ne lui laissent aucun doute sur la présence de l'ennemi. On doit, dans ces cas, prendre aussitôt la première dose de deux pilules. En agissant ainsi, on réussit souvent à dissiper une crise en quelques heures, et seulement avec deux ou quatre pilules. Nous avons entendu des goutteux, qui s'étaient conformés à cette prescription, nous raconter qu'après avoir pris ces deux premières pilules ils s'étaient endormis aussitôt, et que grand avait été leur étonnement le matin de ne plus ressentir aucune souffrance. L'un d'eux était même tellement surpris de ce résultat, qu'il mettait ses douleurs sur le compte d'un mauvais rêve, et croyait s'être trompé sur leur nature.— Quoi qu'il en soit, si l'accès ne paraissait pas tout à fait

enrayé cinq ou six heures après l'administration de la première dose , on aurait recours à
la seconde, et au besoin, six heures plus
tard , à la troisième.

Chez beaucoup de malades, la goutte annonce son retour un jour ou deux à l'avance;
elle a ses symptômes précurseurs , sur la nature desquels les goutteux qui se sont un peu
observés ne se trompent généralement pas,
et qui leur permettent de prévoir l'apparition
de leurs douleurs. Chose bizarre! il en est,
et c'est le plus grand nombre , chez lesquels
l'approche de la maladie s'annonce par un
excès de santé ; jamais leur appétit n'est plus
vif, leur disposition générale meilleure que
la veille d'une crise. J'en connais un , M. J...,
rue de la Chaussée-d'Antin , qui ne marche
jamais avec plus de facilité qu'au moment de
l'imminence d'une crise. Dans l'intervalle des
attaques , il éprouve dans l'articulation du
genou gauche la sensation d'une sorte d'empâtement qui gêne la marche ; il lui semble
qu'il y a un épanchement d'une matière vis-

queuse qui s'oppose au libre jeu des surfaces articulaires ; quelquefois cette sensation disparaît ; M. J... retrouve alors toute son agilité d'autrefois ; il peut entreprendre des courses que dans son état ordinaire il lui serait impossible de faire ; malheureusement l'expérience lui a appris que ce mieux présage toujours un état pire, et que le lendemain du jour où cette sensation s'est dissipée, il est infailliblement pris d'une attaque de goutte ; il semble (et c'est ici notre malade qui parle) que dans l'intervalle des crises, l'humeur goutteuse se dépose dans l'articulation du genou, à mesure qu'elle se forme, et que du moment où elle quitte cette articulation, elle se porte au pied où elle détermine la goutte. Les goutteux qui sont assez heureux pour avoir pu saisir dans leur état général quelques-unes de ces circonstances, dont l'apparition leur présage inévitablement le retour de la goutte, ne doivent pas négliger ces précieux avertissements, et le jour même où ils se montrent, ils doivent s'empresser de recourir aux pilules, comme si les douleurs étaient déjà déclarées. Deux pilules, quatre au plus, leur suffiront dans ces cas, pour prévenir une attaque, surtout s'ils ont le soin ce jour-là de seconder leur action par le repos, par une alimentation très-modérée, et le soir par l'administration de deux ou trois tasses d'une infusion chaude.

Enfin il est des cas où les goutteux savent par expérience que le retour de la goutte est à peu près inévitable pour eux, par suite des circonstances particulières dans lesquelles ils vont se placer : tels sont, par exemple, les voyages, un excès de marche, de travail, etc. En voilà plus qu'il n'en faut pour provoquer une crise chez certains goutteux. Dans les cas de cette espèce, où l'on peut prévoir presqu'à coup sûr le retour de la goutte, on se trouvera bien d'un traitement préventif par les pilules de Lartigue. Quatre pilules, par exemple, prises deux le matin et deux le soir, soit dans le cours d'un voyage, soit à la suite d'une grande fatigue corporelle ou d'un excès de travail, auront souvent pour résultat d'empêcher le retour d'une crise. J'ai toujours présent à l'esprit le fait suivant. Lors du voyage qu'il fit à Paris en 1836, M. Lartigue omit de se précautionner de pilules. A peine à moitié route, c'est-à-dire après trente heures de fatigue, car on sait que les diligences mettaient à cette époque de soixante à soixante-douze heures pour franchir le trajet qui sépare Bordeaux de Paris, il fut pris de la goutte. L'attaque marcha avec une telle rapidité que tout mouvement devint bientôt impossible, et à partir de Tours M. Lartigue ne put plus descendre de voiture. Arrivé à Paris après vingt-quatre heures d'atroces souffrances, il s'empressa de faire préparer des pilules plus ou moins analogues à celles qu'il préparait lui-même, et peu de jours après son arrivée, il put vaquer à ses occupations dans Paris. Deux mois après, lorsqu'il dut revenir à Bordeaux, M. Lartigue n'eut garde d'omettre la précaution dont l'oubli lui avait une première fois coûté si cher : il fit usage de ses pilules pendant la route, et ne ressentit de son voyage que la fatigue qui, à son âge, devait en être la suite nécessaire. — Ce fait pourra paraître sans valeur à beaucoup de ceux qui le liront; à mes yeux cependant il a une certaine importance. Je sais que l'attaque n'était point inévitable; mais tout, du moins, permettait de la regarder comme probable. Déjà en 1831, M. Lartigue avait fait ce même voyage; et en arrivant à Paris, comme à son retour en arrivant à Bordeaux, il avait été chaque fois pris par la goutte. En outre, l'expérience lui avait appris depuis longtemps qu'il lui suffisait d'une fatigue beaucoup moins prononcée que celle qu'occasionnent soixante heures de diligence pour ramener chez lui les attaques; sa conviction intime était donc que dans cette circonstance, il avait prévenu le retour d'une crise, qui sans cela eut inévitablement éclaté. Enfin, je dois dire que ce fait n'est pas le seul que je pourrais citer, et que plusieurs goutteux m'ont raconté avoir agi de même dans des circonstances semblables, et avec le même résultat. J'ai eu occasion de traiter trois ou quatre courriers de malles-postes; tous m'ont assuré qu'ils ne voyageaient jamais sans leur flacon de pilules, et l'un d'eux, M. L...., aux Batignolles, courrier de la malle de Calais, m'a dit qu'un traitement préventif, pendant le voyage, l'avait plus d'une fois préservé d'attaques, dont un excès de fatigue rendait, dans son opinion, le retour à peu près certain.

Le régime des goutteux pendant toute la durée de l'attaque doit être très-modéré, mais sans privation. Les pilules, lors même qu'elles ne déterminent aucun trouble des fonctions digestives, produisent presque toujours un peu d'inappétence; ce n'est donc pas beaucoup exiger que de recommander une alimentation un peu restreinte pendant deux ou trois jours. Un potage léger, un plat de viande choisi parmi les viandes blanches, le mouton, le veau, le poulet, et autant que possible, sans sauces, un plat de légumes, et un peu de confitures au dessert ou quelques fruits, devront composer le repas du soir. Le plat de viande pourrait être remplacé par un plat de poisson ; cependant, comme je le dirai dans une autre partie de ce livre en parlant d'une manière plus étendue du régime des goutteux, si quelques espèces de poissons constituent une alimentation légère et peu réparatrice, beaucoup d'autres forment une alimentation stimulante, de difficile digestion, évidemment peu favorable aux goutteux. Je renvoie, à cet égard, aux renseignements détaillés que je donnerai plus. loin Le repas du matin doit être aussi fort léger. On se bornera aux œufs à la coque, accompagnés de confitures ou de quelques fruits, selon la saison. On pourra prendre, si on le préfère, une tasse de chocolat, ou même de café au lait, quand toutefois le café sera dans les habitudes du malade. Beaucoup de personnes pensent que le café est préjudiciable aux goutteux ; cela est vrai, lorsqu'il est pris pur, et en outre par des individus à tempérament sec, ayant une grande irritabilité nerveuse, que le café peut développer encore; mais cela n'est plus exact lorsqu'il s'agit de café au lait, et surtout lorsque les individus qui le prennent sont doués d'une constitution forte, d'un embonpoint très-prononcé. Il faut d'ailleurs ici consulter, avant tout, les habitudes du sujet. Pendant les repas, les boissons peuvent être indifféremment le vin, rouge ou blanc, mais toujours largement étendu d'eau, la bière coupée d'eau à parties égales. Une boisson qui, à ce qu'on rapporte, est quelquefois employée en Angleterre, consiste dans un mélange à parties égales de vin de Champagne et de petit-lait. M. Reveillé-Parise dit en avoir obtenu de salutaires résultats; cette boisson produit un double effet purgatif et diurétique qui influe, dit-il, d'une manière avantageuse sur l'accès. Je ne l'ai jamais prescrite, mais je crois effectivement que son emploi peut être utile.

Deux ou trois jours après le commencement de l'administration des pilules, la plupart des goutteux, comme je l'ai dit plus haut, se trouvent en état de reprendre leurs occupations ordinaires. La douleur est complétement éteinte; il ne reste même plus cette sensibilité des parties affectées, qui persiste souvent des semaines entières lorsque la goutte a été combattue par les traitements ordinaires, et qui ne permet de marcher librement qu'après une assez longue convalescence. La médication par les pilules de Lartigue a cet immense avantage que, dans les cas de goutte aiguë, elle rend au malade l'usage de ses membres, presque aussitôt après qu'elle a dissipé les symptômes inflammatoires, c'est-à-dire souvent au bout de trente-six ou quarante-huit heures. Les goutteux doivent se hâter de profiter de ce bienfait; il n'est pas de maladie où l'exercice soit plus utile que dans la goutte, et surtout au déclin d'une attaque; il favorise la résolution, hâte le retour des forces dans les parties atteintes, et facilite plus peut-être qu'aucun autre moyen la disparition de l'engorgement

7

qui persiste quelquefois, alors même que tous les autres symptômes ont déjà disparu.

Quelques mots au sujet de cet engorgement. J'ai vu des goutteux s'étonner de ne pas le voir disparaître en même temps que les autres signes qui caractérisent l'accès, et chercher dans l'emploi continué des pilules de Lartigue les moyens de le dissiper entièrement. Dans les deux ou trois premiers jours, l'emploi des pilules peut, en effet, favoriser la résolution de cet œdème ; mais il vient un moment où leur usage, quelque prolongé qu'il soit, n'a plus d'action sur lui. Cet engorgement, lorsqu'il persiste, tient à la débilité des parties qui ont été le siége de la maladie, et c'est seulement par l'usage de moyens capables de rendre à la peau et au tissu cellulaire la tonicité qu'ils ont perdue, qu'on peut espérer le résoudre complétement. Des frictions sèches faites avec la main, avec une brosse légère, ou mieux encore avec un morceau de flanelle sur lequel on aura fait tomber quelques gouttes d'eau de Cologne ou d'eau-de-vie, permettront assez généralement d'obtenir ce résultat. Dans le cas où ces moyens ne réussiraient pas, on aurait recours à la compression, qu'on exercerait depuis la naissance des orteils jusqu'au tiers supérieur de la jambe, à l'aide d'une bande de toile ou de flanelle légère; en même temps le malade s'exercerait chaque jour à marcher plus ou moins, selon ses forces.

Les moyens que je viens d'indiquer suffisent chez la plupart des goutteux pour dissiper l'engorgement qui persiste parfois après la disparition de l'accès; je dois cependant m'empresser d'ajouter qu'il est des cas où ni ces moyens, ni aucun de ceux qu'on pourrait employer encore, ne permettent de ramener le membre à son état ordinaire. Il est des goutteux chez lesquels, quoi qu'on fasse, cet engorgement ne disparaît jamais complétement : ce sont en général des sujets âgés, des goutteux de longue date; chez eux, tous les tissus sont frappés d'une certaine débilité qui ne leur permet pas de réagir contre l'épanchement séreux qui se fait dans les mailles du tissu cellulaire. Toutes ces parties sont affaiblies par les progrès de l'âge ; en outre, à force d'avoir été distendues par les attaques qui se sont succédé dans les années antérieures, elles ont perdu leur élasticité, et se trouvent dans l'impossibilité de résister à la distension que l'accumulation de la sérosité dans les parties déclives leur fait subir. C'est surtout le soir que cet engorgement des extrémités inférieures est prononcé ; la position horizontale de la nuit la dissipe en partie, mais non complétement, et le matin le pied en conserve presque toujours quelques traces aux environs de la malléole externe. Dans ces circonstances, les goutteux doivent s'astreindre à porter un bas lacé qu'ils ne quittent que la nuit : c'est le seul moyen de s'opposer à l'augmentation de cet œdème, qui peut, sans cette précaution, devenir considérable, comme je l'ai vu chez quelques goutteux.

En général, du moment où l'on cesse l'usage des pilules, et où l'accès se dissipe, les effets du médicament vont en diminuant et s'arrêtent bientôt. Les selles, les urines et les sueurs reprennent leur état ordinaire. Si, par hasard, la fréquence des selles persistait encore, malgré la cessation de tout traitement, on pourrait avoir recours à l'emploi de quelques lavements amidonnés, ou faits avec la décoction de graines de lin ou de racines de guimauve. Ce moyen bien simple suffit presque toujours, non-seulement dans ce cas, mais encore dans tous ceux où l'on voudrait arrêter des selles trop abondantes déterminées par l'administration des pilules. Au surplus, la persistance des selles après la suspension du traitement est assez rare; le contraire, c'est-à-dire la constipation, s'observe beaucoup plus souvent. Cette constipation, qui, du reste, survient après l'administration de la plupart des purgatifs, est toujours de courte durée, et ne doit en rien préoccuper le malade; elle se dissipe d'elle-même, et sans qu'il soit nécessaire de la combattre par aucun moyen.

En traitant, dans un prochain article, des objections que quelques personnes ont cru devoir élever contre l'emploi des pilules de Lartigue, je parlerai de ses contre-indications; je ne veux donc pas m'en occuper ici.

Je pourrais, en terminant, rapporter de nombreuses observations de goutte aiguë heureusement traitée par les pilules de Lartigue; mais ce serait allonger inutilement ce paragraphe.

—————

§ IV. Du traitement de la goutte chronique.

Pendant les premières années de l'apparition de la goutte, les attaques reviennent, en général, à des intervalles assez éloignés, et présentent, dans leur retour, comme dans la succession des symptômes qui les constituent, une certaine régularité. Les douleurs apparaissent une ou deux fois par an, et durent quinze jours, trois semaines, un mois au plus; elles se dissipent ensuite, et l'articulation reprend son jeu et sa forme ordinaires. Au bout d'un certain temps, cet état change; les attaques se rapprochent; chacune d'elles laisse, dans les parties atteintes, un peu de faiblesse et de sensibilité; l'empâtement qui, autrefois, disparaissait entièrement dans l'intervalle des crises, ne se dissipe plus aussi complétement; la forme extérieure de l'articulation perd de sa netteté. A cette même période de la maladie, les attaques deviennent moins douloureuses, et s'accompagnent de moins de rougeur et de gonflement; mais, en revanche, elles durent plus longtemps, et persistent, dans certains cas, pendant plusieurs mois; arrive même une époque, dans l'histoire de la plupart des goutteux, où l'intervalle des crises se supprime, et où les douleurs ne disparaissent jamais complétement. Sensibles aux moindres variations atmosphériques, n'éprouvant guère de soulagement que dans les mois les plus chauds de l'année, leur vie se passe alors dans un fauteuil. La goutte finissant par s'emparer de toutes les articulations, la marche, lorsqu'elle est encore possible, est roide et toujours reconnaissable ; les mains refusent également leur service ordinaire ; aussi a-t-on pu dire plaisamment, car il semble que la goutte, malgré ses tortures, doit être un éternel sujet de plaisanterie, *Manus habent et non palpabunt ; pedes habent et non ambulabunt.* En même temps se forment, dans quelques cas, autour des articulations, ces concrétions tophacées qui leur donnent parfois un aspect si bizarre ; ce sont de véritables dépôts calcaires, dont l'urate et le phosphate de chaux font la base, et qui augmentent de plus en plus, à mesure que les attaques se répètent. Tous les goutteux n'y sont pas également disposés ; il en est chez lesquels, malgré l'ancienneté de la maladie, on n'en trouve aucune trace ; d'autres, au contraire, qui présentent sous ce rapport une disposition particulière, en vertu de laquelle cette matière abonde. On a vu, « dit M. Réveillé-Parise, ces concrétions se « multiplier tellement dans certains cas,

« que l'économie en paraissait saturée. » —
« On voit, dit également M. Guilbert, de
« ces vieux goutteux dont les articulations
« sont toutes couvertes de tumeurs et d'as-
« pérités, dont la peau même, en particu-
« lier celle de la face, est soulevée par des
« tubercules goutteux.... Tels étaient ce Ba-
« bylas et cet Acragas, célèbres podagres,
« représentés comme ensevelis vivants dans
« la craie, et à qui du moins, après leur mort,
« on eût pu élever un tombeau avec le plâtre
« sorti, pendant leur vie, de leurs mains, de
« leurs pieds, et de toutes les parties de leur
« corps. » J'ai été consulté, il y a quinze mois
environ, par un goutteux qui rentrait tout à
fait dans cette catégorie. Ses mains et ses
pieds étaient déformés à un point inimagina-
ble ; il lui suffisait de fermer la main, et de
tendre ainsi la peau, au niveau des articulations des doigts, pour rendre béantes de petites ulcérations fendillées, dont on pouvait,
par le simple frottement, détacher des par-
celles d'une matière blanche, dont l'aspect

rappelait tout à fait celui du plâtre. Enfin, les parties musculeuses et ligamenteuses qui avoisinent les articulations peuvent elles-mêmes subir l'influence de la diathèse goutteuse, et acquérir une rigidité plus ou moins grande qui, dans quelques cas, après avoir rendu d'abord les mouvements difficiles, finit par amener l'ankylose. J'aurai occasion de citer le fait d'une dame chez laquelle, en moins de trois années, un rhumatisme goutteux avait à la fois soudé entre elles les vertèbres cervicales, de manière à rendre impossible tout mouvement de la tête, et ankylosé les deux articulations du coude et celle du genou gauche. On verra, quand je donnerai les détails de cette observation, quels magnifiques résultats furent obtenus par l'emploi des pilules continué pendant cinq mois.

Cet état, qui a du reste des degrés très-divers, constitue la *goutte chronique*. La médecine n'a eu, jusqu'à ce jour, que peu de ressources à opposer à cette forme de la maladie. En général, on se borne à combattre les principaux symptômes, la douleur par exemple, lorsqu'ils se réveillent avec trop d'acuité ; on tâche de faire disparaître les concrétions articulaires, en ranimant l'absorption à l'aide de moyens locaux ou généraux; mais souvent aussi l'on abandonne le malade à lui-même, laissant alors la goutte encroûter peu à peu les articulations, les déformer, et souvent aussi les ankyloser.

L'emploi des pilules de Lartigue peut-il quelque chose contre un pareil état? leur usage arrête-t-il les progrès de cette forme de la goutte? en dissipe-t-il les effets? — Je ne crains pas de répondre à toutes ces questions par l'affirmative. J'ai vu, dans un très-grand nombre de cas, les pilules ramener les gouttes les plus chroniques et les plus compliquées aux conditions de la goutte ordinaire. Sous l'influence de leur emploi continué pendant des semaines et même des mois entiers, j'ai vu des nodus considérables, des dépôts de matières tophacées qu'aucun moyen n'avait pu détruire, disparaître complétement, et les articulations que ces concrétions entouraient, recouvrer tous leurs mouvements. Je fus consulté l'année dernière pour le compte de M. le marquis de T...., ancien ministre des finances en Espagne, qu'une goutte chronique avait fini par mettre dans la situation la plus déplorable. Ses membres supérieurs étaient dans un état tel qu'il ne pouvait en obtenir le plus léger service ; il lui était impossible d'élever sa main au niveau de la bouche, et à table force était de le faire manger. Environ deux mois après, on vint m'apprendre que, par suite du traitement que je lui avais prescrit, une amélioration des plus grandes s'était déjà montrée. Dès le dix-septième jour de l'emploi des pilules, il avait pu, au grand étonnement de sa famille, porter lui-même ses aliments à la bouche, et s'affranchir de la pénible nécessité de se faire nourrir.

Il me serait facile de rapporter plusieurs autres faits semblables que j'ai observés, et dont je possède tous les détails ; mais, comme je crois plus convenable, en pareille matière, d'en appeler au témoignage de mes confrères ou des malades eux-mêmes, qu'au mien propre, je me bornerai à citer les faits suivants, dont on ne pourra recuser l'authenticité.

Voici une lettre que m'adressait, en mai 1841, M. le docteur Pereyra, médecin de l'hôpital Saint-André de Bordeaux. Elle renferme le récit d'un cas sur lequel j'appelle toute l'attention du lecteur.

Monsieur et très-honoré confrère,

Depuis l'année dernière, j'ai eu occasion de faire usage plusieurs fois de vos pilules anti-arthritiques, soit dans mes salles de l'hôpital Saint-André, soit dans ma pratique civile. Toutes les fois que je les ai employées contre la goutte, j'ai obtenu très-promptement les succès les plus complets. Je les ai essayées dans plusieurs maladies, ou concomitantes, ou dépendantes de cette maladie ; j'ai réussi quelquefois à obtenir une amélioration que n'avaient pu amener les autres moyens recommandés par la science. Je ne dois pas passer sous silence une observation que j'ai faite sur l'effet de vos pilules, c'est que la dose à laquelle je les donnais l'année dernière, a été insuffisante cette année pour produire l'effet purgatif, et qu'il m'a fallu en prescrire six au lieu de quatre pour l'obtenir.

Je dois vous donner quelques détails sur une très-belle

observation dans laquelle vos pilules ont obtenu un succès remarquable.

Un Belge, géomètre, âgé de 42 ans, est atteint de la goutte depuis huit ans. Par suite d'attaques successives, les doigts de ses deux mains étaient devenus énormes; *les articulations des phalanges, recouvertes d'un dépôt de phosphate de chaux, n'avaient plus, depuis longtemps, aucun mouvement.* J'ai commencé l'usage de vos pilules en même temps que j'établissais sur les articulations un bandage compressif à bandelettes de sparadrap. J'ai eu la patience de donner, tous les deux jours, quatre de vos pilules, depuis le mois de janvier jusqu'à aujourd'hui (mai). *Ses doigts sont revenus à la grosseur normale; les articulations ont repris leur jeu.* La santé générale n'a nullement été dérangée par ces purgations répétées tous les deux jours, depuis si longtemps. Il y a deux mois environ, une ophthalmie très-intense se déclara : je continuai l'usage de vos pilules ; je fis instiller dans l'œil quelques gouttes de laudanum; cette ophthalmie se dissipa promptement.

Je crois inutile de vous donner des détails plus circonstanciés. Il doit être maintenant hors de doute que vos pilules ont une action spéciale, j'oserais presque dire une spécificité contre les maladies goutteuses. C'est un fait pour moi, ainsi que pour les médecins qui les ont conseillées.

ÉMILE PEREYRA,
Médecin titulaire de l'hôpital Saint-André.

Bordeaux, 6 mai 1841.

Cette observation est certainement des plus remarquables. Des concrétions calcaires, qui donnaient aux doigts un aspect tout à fait difforme, et qui en rendaient tous les mou-

vements impossibles, ont entièrement disparu sous l'influence de la médication par les
pilules; mais le traitement a duré quatre mois
entiers. On comprend, en effet, qu'il est impossible d'obtenir en un jour la résorption de
ces amas, qui souvent ont mis des années entières à se former, et qui ont soudé, pour
ainsi dire, les articulations. Je ne veux pas
abandonner cette observation sans faire remarquer la parfaite innocuité du traitement,
malgré la longueur de sa durée et le grand
nombre de pilules qui ont été prises. C'est
déjà une première réponse à ceux qui redoutent l'action que ce médicament peut avoir
sur les voies digestives, et un premier fait à
opposer à ceux de ses détracteurs qui prétendent l'avoir vu produire, aux doses de six à
huit pilules, une irritation gastro-intestinale.
Au surplus, c'est là un point trop important
pour que je ne le traite pas avec plus de détails; j'y reviendrai donc dans un prochain
paragraphe.

Un fait, non moins intéressant que celui

qu'on vient de lire, est le suivant, qui a pour sujet M. B...., propriétaire à Chaumes (Seine-et-Marne). Je pourrais en faire connaître toutes les circonstances, d'après mes notes; mais je préfère me borner à reproduire les lignes suivantes par lesquelles le malade terminait, l'année dernière, une de ses lettres. Après m'avoir demandé de lui faire expédier un flacon de pilules, M. B..... ajoutait :

« Jadis j'en usais plusieurs flacons par an-
« née; mais leur effet a été si merveilleux
« pour moi, vieux goutteux depuis trente ans,
« gardant le lit six mois de l'année, que
« maintenant je suis alerte, dispos, et qu'un
« seul flacon me suffit, pour en prendre de
« temps en temps une seule pilule, aussitôt
« que je ressens la moindre atteinte de dou-
« leur. Il me reste quelquefois un petit gon-
« flement, qui finit par disparaître. Quant
« aux nodosités des phalanges, elles sont en-
« tièrement fondues, ce que n'avaient pu
« produire les moyens mis en usage antérieu-
« rement. »

Il y a dans ce fait deux points importants :
l'un est la disparition des nodosités, l'autre
est la guérison de la goutte. C'est à dessein
que j'emploie le mot *guérison ;* n'est-ce pas,
en effet, une véritable guérison que cette
transformation d'une goutte chronique, da-
tant déjà de trente années, clouant M. B....
six mois de l'année dans son lit, en une goutte
tellement simple, qu'une pilule suffit pour dissiper les douleurs qu'elle occasionne, et
qu'elle permet au malade de se dire *alerte et
dispos*. Qu'on ne croie pas que ce soit là un
fait exceptionnel, qu'un heureux hasard seul
m'a fourni. La conversion de la goutte chronique en goutte simple des plus bénignes est
aujourd'hui appuyée pour moi sur des exemples si nombreux que je puis affirmer qu'à
de rares exceptions près, on l'obtiendra toujours, surtout si on la favorise par l'emploi de
modificateurs hygiéniques et médicaux, dont
je parlerai dans une autre partie de ce livre.
Quant à la résorption des dépôts calcaires
amassés autour des articulations, c'est un ré-

sultat tellement habituel de l'emploi des pilules de Lartigue, que je puis presque la promettre à coup sûr. M. N..... de Bourg-Achard
m'écrivait, pendant le cours d'un traitement
auquel il s'était soumis, pour une goutte
chronique dont le début remontait à vingt-
six années : « Je vois chaque jour les nodo-
« sités disparaître; je trouve beaucoup plus
« de facilité dans les articulations. »

L'emploi des pilules devant quelquefois
être continué pendant fort longtemps dans
la goutte chronique, j'ai dû chercher un
mode d'administration qui, tout en permettant aux effets thérapeutiques de se produire
le plus promptement possible, ne fatiguât
cependant pas le malade. Je n'ai pas cru pouvoir adopter celui qui se trouve mentionné
dans l'observation de M. Pereyra. La dose de
quatre pilules tous les deux jours m'a paru
produire des purgations trop fortes et surtout
trop répétées; il est certain que beaucoup
d'organisations ne s'en accommoderaient pas.
Le mode d'administration auquel je me suis

arrêté me semble préférable : il se compose
de cinq jours de traitement et de cinq jours
de repos alternativement. On prend douze
pilules dans les cinq jours de traitement,
quatre ou six le premier jour, puis une ou
deux les jours suivants, de manière, après
avoir provoqué une purgation assez abondante par la première dose de quatre ou six
pilules, à entretenir seulement la liberté
du ventre. Les douze pilules étant consom-
mées dans ces cinq jours, on cesse tout
traitement dans les cinq jours qui suivent,
pour reprendre ensuite comme la première
fois. Il est bien entendu d'ailleurs que cette
dose de douze pilules n'a rien d'absolu,
et qu'elle devrait être augmentée ou di-
minuée si l'on avait affaire à ces constitutions rebelles aux purgatifs, ou à ces idiosyn-
crasies que les laxatifs les plus doux émeu-
vent, qu'on rencontre si souvent dans la
pratique. Les réflexions dans lesquelles je
suis entré à ce sujet, en parlant du traitement de la goutte aiguë, sont en tous points

applicables ici. Ce qu'il faut simplement avoir en vue, c'est de déterminer, par la dose du premier jour, une purgation sensible, puis, les quatre jours suivants, de l'entretenir modérément par de nouvelles doses plus légères. Peu importe le nombre de pilules nécessaires pour amener ce double résultat ; l'important est de l'obtenir. Je me bornerai à dire que le nombre de douze pilules est celui qui m'a paru le plus ordinairement nécessaire.

Le mode d'administration que je viens d'exposer est celui que j'emploie le plus fréquemment. Ces temps de repos que j'intercale ainsi dans le cours du traitement, ont le grand avantage d'éviter toute fatigue aux malades, en permettant aux fonctions digestives, légèrement troublées quelquefois par cinq jours de l'emploi des pilules, de reprendre toute leur activité, et de se montrer plus sensibles aux purgations subséquentes qu'elles ne le seraient si celles-ci étaient plus rapprochées. J'ai pu, par ce

mode d'administration, persévérer dans l'u-
sage des pilules pendant des mois entiers,
sans que les malades ressentissent aucune espèce de malaise ou d'irritation, et que leur
santé en fût troublée. J'ai vu des malades
consommer ainsi sept et huit flacons de pilules dans l'espace de cinq à six mois, sans
aucune fatigue pour l'estomac ou l'intestin :
telle fut, par exemple, cette dame à l'observation de laquelle j'ai déjà fait allusion,
et dont les vertèbres cervicales, les deux
coudes et le genou gauche étaient complétement ankylosés lorsque je la vis pour la
première fois, au commencement de juillet 1843. Le traitement fut continué chez
elle pendant près de six mois, et toujours
d'après le mode d'administration précédemment exposé. Jamais il n'y eut le moindre
trouble des fonctions digestives ou autres;
sa santé générale s'améliora même considérablement, la malade ayant pu, après
quelques mois de traitement, faire un peu
d'exercice, au lieu de rester constamment

étendue dans son fauteuil, comme elle le faisait depuis fort longtemps.

Je ne terminerai pas ce paragraphe sans dire quelques mots d'une forme de la goutte chronique qu'on rencontre assez souvent dans la pratique, et dont le traitement ne laisse pas que d'offrir quelque embarras. Il arrive parfois, chez des goutteux qui jusque-là n'avaient eu que des attaques régulières, que l'une d'elles perd tout à coup ses caractères d'acuité, mais sans cependant se dissiper, comme dans les cas ordinaires. Les douleurs deviennent beaucoup moins vives, la rougeur et la tuméfaction diminuent, mais l'attaque persiste malgré cela ; les douleurs se réveillent au moindre mouvement, à la plus légère pression ; la marche est tout à fait impossible, le malade est contraint de garder le lit, et cet état dure souvent un, deux, trois mois et plus. Cette forme de la goutte est d'un fâcheux augure ; elle annonce que la maladie prend droit de domicile, et qu'il faudra, pour la déloger, plus de temps et de persistance que

n'en réclame son traitement ordinaire. Elle
cède presque toujours à l'emploi des pilules ;
seulement cet emploi, pour être efficace, a
besoin d'être continué, en même temps que
les doses sont légèrement augmentées : si l'on
se borne aux doses ordinaires, on échoue,
et l'on accuse alors le médicament, tandis
qu'on ne devrait s'en prendre qu'à la manière
dont il a été employé. De là l'opinion qui m'a
été exprimée par certains goutteux, qu'après
sept ou huit accès, heureusement enrayés
par les pilules de Lartigue, il en venait un
contre lequel elles étaient impuissantes, et
qu'il fallait se résoudre à subir. C'est une erreur que je dois détruire. Lorsqu'une attaque
a débuté avec des caractères franchement aigus, et qu'elle a ensuite passé à cette forme
de l'état chronique que je viens d'indiquer,
on ne doit point désespérer d'en arrêter les
progrès ; seulement les pilules doivent être
employées à des doses un peu plus élevées,
et plus longtemps qu'à l'ordinaire. Il faut se
persuader que l'attaque n'est plus dans les

conditions d'une attaque régulière, et que les moyens de la combattre ne peuvent pas être les mêmes; en outre, il ne faut pas oublier que les pilules agissent d'une manière d'autant plus efficace et plus prompte, qu'on les administre à une époque plus rapprochée du début des douleurs. Je ne puis préciser par des chiffres les doses qui doivent être données dans les cas de cette espèce; ce que je dirai seulement, c'est qu'ici, comme dans le traitement de presque toutes les formes de la goutte, il faut persister dans leur emploi jusqu'à ce qu'on ait amené des évacuations abondantes. Le soulagement est, à de très-rares exceptions près, constamment subordonné à l'apparition des selles. On trouvera dans la lettre suivante les détails d'une observation dans laquelle le soulagement eût été beaucoup plus rapide et plus prononcé, si, après avoir pris une première dose de huit pilules sans effet purgatif, le malade, au lieu de prendre une ou deux pilules à un jour d'intervalle, eût pris une seconde dose de six à huit pilules quarante-heures après la première, de manière à provoquer les selles.

Bourg-Achard, 19 octobre 1841.

Monsieur,

Je suis goutteux depuis l'âge de 27 ans, et j'en ai 53 aujourd'hui. J'ai eu, depuis ce temps, deux ou trois accès de goutte chaque année. Il faut vous observer que j'ai voyagé pour mon commerce pendant ces vingt-six années, et passé, par conséquent, beaucoup de nuits dans les voitures publiques. Il y a six ans que je suis retiré des affaires, et que je vis de mon revenu à la campagne.

J'ai, comme vous devez le penser, fait beaucoup de remèdes pendant mes voyages, et depuis que je suis tranquille, tous sans résultats heureux. Dernièrement, étant à la chasse chez M. D..., ce dernier me dit que M. Double, célèbre médecin de Paris, lui avait conseillé vos pilules; que jusqu'à ce jour il les avait portées dans sa malle, sans avoir eu occasion d'en faire usage, mais qu'elles avaient parfaitement bien réussi à un de ses beaux-frères. M. Hérondel, son médecin, qui est aussi le mien, me dit qu'il les avait vues dans le *Bulletin de Thérapeutique*, et qu'il me les conseillait.

J'ai commencé par en prendre huit, deux de six en six heures, sans aucun dérangement. J'ai donc continué, avec un jour d'intervalle, à en prendre une par jour; je suis ensuite resté deux à trois jours sans en reprendre. J'en ai repris deux et ensuite une, de manière qu'aujourd'hui, je suis à ma vingt-troisième, sans avoir eu un dérangement complet, ainsi que je m'y attendais. Comme l'accès était passé à l'état chronique lorsque j'ai fait usage de vos pilules, j'ai pensé qu'elles n'agissaient pas peut-être aussi promptement que lors du début d'un accès. **M. Hérondel**, mon médecin, me conseille de continuer, ce que j'ai l'intention de faire; j'ai donc demandé un second flacon de pilules, chez **M. Pelletier-Duclou**, avec l'intention d'en continuer l'usage....

Plus loin le malade ajoute :

Je n'ai eu qu'une selle en six semaines; elle m'a paru remplie de bile. *Je suis d'une forte complexion, très-difficile à émouvoir.* Je vois, par exemple, chaque jour, les nodosités disparaître; je trouve beaucoup plus de facilité dans les articulations.

Veuillez donc, Monsieur, me dire comment je dois en continuer l'usage, etc.

Il est impossible, à la lecture de ce fait, de ne pas être frappé de la manière défectueuse dont les pilules ont été prises. Quoique assez forte, la première dose de huit pilules a été insuffisante pour amener une action purgative; il eût donc fallu insister en administrant, dès le surlendemain, une seconde dose, afin de vaincre la résistance du sujet à l'effet des purgatifs. Au lieu de cela, les pilules n'ont plus été administrées que de deux jours l'un, une, deux au plus, à la fois; il n'y a eu qu'une *seule selle* en six semaines, et, cependant, les *nodosités ont disparu*, les articulations ont commencé à reconquérir leur liberté. Les résultats eussent certainement été immédiats, si l'on eût persisté, dès les premiers jours, dans l'emploi des pilules, de manière à surmonter la constipation habituelle du malade, et à forcer l'action purgative.

—

§ V. Du traitement de la goutte remontée.

Ce n'est pas sans raison qu'on s'effraye de la goutte *remontée*, aussi nommée *goutte viscérale*, *goutte irrégulière*, etc. ; c'est, en effet, la forme la plus grave que puisse affecter la maladie qui nous occupe. « La goutte régu-« lière, a dit Musgrave, est celle dont on est « malade ; la goutte anomale, celle dont on « meurt. » Sa gravité dépend, du reste, de l'organe sur lequel elle se fixe.

On distingue avec raison deux espèces de goutte anomale : l'une est réellement la goutte *viscérale* ou goutte *remontée*, c'est celle qui, fixée sur une articulation, l'abandonne pour se porter sur les organes intérieurs ; l'autre est la *goutte larvée ;* ses caractères sont difficiles à saisir ; elle ne se fixe en aucun point de l'économie, seulement elle apparaît de temps en temps sous le masque des affections les plus diverses, et, par exemple, d'une névralgie, d'une douleur précordiale plus ou moins vive, d'une oppression extrême, etc.

La première est assez facile à reconnaître, puisqu'elle coïncide avec un accès de goutte articulaire, et qu'en général les caractères inflammatoires de celui-ci tombent à mesure que la métastase s'opère ; mais il n'en est pas de même de la seconde. La goutte *larvée* n'étant qu'un symptôme qui apparaît tout à coup sans que rien dévoile sa nature, il arrive très-souvent qu'on méconnaît la part qui revient au principe goutteux dans sa production. De là le précepte de penser toujours à la goutte dans toutes les maladies qui surviennent aux goutteux. Un avocat, n'ayant eu encore que quatre ou cinq accès de goutte, me consulta, au mois de novembre dernier, pour une oppression assez vive qu'il éprouvait depuis quatre à cinq jours, et qui s'accompagnait de douleurs dans la région du cœur. Il n'avait pas eu d'accès depuis le commencement du printemps, et présumait lui-même que la goutte, dont il s'était ressenti déjà deux fois, à la même époque, les années précédentes, était pour quelque chose dans ce dont il se plaignait. Je lui prescrivis l'emploi de six pilules en vingt-quatre heures, comme pour un accès ordinaire ; et dès la seconde dose, l'oppression était entièrement dissipée. Je citerai tout à l'heure, en parlant de la goutte remontée, un second exemple tout à fait semblable.

En voici un autre bien intéressant, en ce que le malade, ayant lui-même soupçonné la nature de son mal, s'en débarrassa en provoquant une prompte dérivation du côté des extrémités inférieures, à l'aide d'un bain de pieds sinapisé.

Ce fait est trop curieux pour que je n'en donne pas ici tous les détails.

Saint-Voy, par Tence, 23 janvier 1844.

Monsieur le Docteur,

Je suis le premier goutteux de cet arrondissement qui ait fait usage de vos pilules anti-goutteuses. Jusqu'à présent, j'ai tout lieu d'espérer être débarrassé de ces cruelles attaques que j'ai gardées et supportées bien des années sans trouver de soulagement. Ce mieux-être m'inspire une vive reconnaissance.

Voilà deux ans et plus que j'ai fait venir de vos pilules, par l'intermédiaire du docteur Ollivier (de Tence); à cette époque, j'avais tous les six mois ou tous les ans une attaque aux deux pieds, ou aux deux genoux; deux, trois mois étaient insuffisants pour la guérison. Depuis la première fois que j'ai pris vos pilules, les attaques n'ont plus reparu; il me semble même que mes jambes sont plus légères qu'elles n'étaient. Je marche assez facilement pour mon âge, car il ne faut pas vous laisser ignorer que je suis âgé de 74 ans, mais encore fort et vigoureux. Je possède toutes mes facultés, tant morales que physiques; ma vue surtout est aussi bonne qu'à trente ans. J'étais d'une constitution forte; j'ai éprouvé peu de maladies sérieuses, et n'ai jamais été saigné.

Il y a quinze jours, j'ai éprouvé une crise qui a été pour moi des plus cruelles. La peau de la mâchoire supérieure, des joues, des yeux, des oreilles, du menton, était adhérente à l'os, et aussi dure que l'os lui-même. Je suis resté six jours et six nuits dans ce malheureux état sans dormir, ni manger ; le peu de dents qui me restent pouvaient à peine supporter le bouillon.

J'ai pensé, sans consulter aucun médecin, que c'était un rhumatisme goutteux. Ne pouvant plus supporter un pareil état, j'imaginai de prendre un bain de pieds d'eau chaude avec de la moutarde. Ce qui me décida, c'est que mes urines étaient les mêmes que quand j'avais la goutte aux pieds ou aux deux genoux. Je fus soulagé comme par enchantement: un quart d'heure après, les douleurs s'apaisèrent, et au bout d'une demi-heure, elles eurent complétement disparu ; l'enflure, qui était très-considérable, se dissipa graduellement.

Veuillez, Monsieur, me faire savoir comment je dois continuer à prendre vos pilules, etc.

LAROUE père.

Cette disparition d'une goutte larvée, sous l'influence d'une révulsion modérée, est très-remarquable ; ce qui ne l'est pas moins, c'est la perspicacité du malade, conduit par la seule inspection des urines, à soupçonner l'intervention de la goutte dans une maladie qui ne paraissait cependant avoir avec elle aucun rapport. Il est à regretter seulement que le tact de M. L.... ne l'ait éclairé sur la nature de ses douleurs qu'après six jours de souffrances, et que, dès leur début, il n'ait pas eu l'idée de combiner l'emploi des pilules avec celui des révulsifs, comme je l'ai engagé à le faire, si jamais un nouvel accès de goutte larvée se reproduisait chez lui.

Les cas que je viens d'indiquer suffiront, je l'espère, pour tenir les goutteux en garde contre les surprises de la goutte larvée. Qu'ils n'oublient pas que chez eux, toutes les affections qui peuvent survenir, quelles que soient les différences de leur expression symptomatique, qu'elles se fixent en un point ou un autre de l'économie, empruntent toujours quelque chose au principe goutteux qui vit en eux. Ils sont, sous ce rapport, dans la situation du malheureux qu'une maladie vénérienne mal traitée a rendu victime d'une infection générale; chez lui, toutes les affections ont un cachet particulier qu'il faut reconnaître et avoir toujours à l'esprit, si l'on ne veut faire une thérapeutique inutile. L'indication, en pareille occurrence, est de combattre le principe devenu constitutionnel, et non les symptômes qui se montrent; aussi, dans ces cas, la voie est-elle toute tracée, et quelle que soit la forme de l'affection, c'est au traitement par les antisyphilitiques qu'il faut recourir. Pour la goutte larvée, il doit en être de même : sans se préoccuper de la forme du symptôme, que ce soit un rhumatisme, comme dans notre second cas, une oppression intense, comme dans le premier, une douleur névralgique, etc.; c'est au principe goutteux qu'il faut songer, et c'est lui seul qu'il faut combattre. L'emploi des pilules n'offre rien de spécial dans ce cas; tous ces accidents, quelle qu'en soit la forme, doivent être traités comme une attaque de goutte aiguë; il convient seulement d'y joindre l'emploi des révulsifs.

En se conformant au précepte que je viens de donner de toujours songer à la goutte, lorsqu'on est appelé auprès d'un malade que l'on sait goutteux, on évitera ces erreurs dont les annales de la science nous offrent tant d'exemples, et qui, dans bien des cas, n'ont été dissipées que lorsque la nature, en provoquant une attaque, est venue éclairer le

médecin et le malade sur le caractère des accidents qu'ils observaient. Morgagni cite un
fait de ce genre, dont il est lui-même le sujet.
Atteint d'une ophthalmie assez opiniâtre, il
n'en guérit que par une attaque de goutte.
M. Réveillé-Parise dit avoir vu à peu près la
même chose pour une affection beaucoup
plus grave, une amaurose. La goutte, dont le
malade avait eu déjà quelques légères atteintes, se déclara à un pied, et la maladie
des yeux disparut aussitôt. On trouve, dans
l'ouvrage de M. Réveillé-Parise, quelques autres faits à peu près semblables. Baillie cite
l'histoire d'un gentilhomme anglais qui, depuis six mois, était en proie à de violentes
palpitations de cœur, qu'aucun moyen n'avait
pu soulager; elles disparurent entièrement
par la manifestation d'un accès de goutte.
Berthier, dans la désastreuse campagne de
Russie, éprouva tout à coup de très-vives
douleurs à l'épigastre, accompagnées d'ictère,
de fièvre, et d'une insupportable angoisse que
rien ne pouvait calmer. Enfin, d'après quel-

ques antécédents, on appliqua des révulsifs aux extrémités, une attaque de goutte eut lieu, et les accidents se dissipèrent. M. le docteur Arloing, de Nevers, a publié une observation de goutte larvée dans laquelle on voit différents accidents inflammatoires et névralgiques très-graves se manifester pendant assez longtemps dans la poitrine et l'estomac, et ne disparaître qu'après une attaque de goutte très-prononcée à l'une des extrémités inférieures. « Cette observation, dit M. Ar-
« loing, m'a bien servi depuis, toutes les fois
« que j'ai eu affaire à des goutteux. Elle m'a
« constamment rappelé le précepte si sage
« de penser toujours à la goutte dans les ma-
« ladies qui leur surviennent. »

Il n'a été question jusqu'à ce moment que de la goutte larvée ; je ne m'y suis arrêté aussi longuement que pour faire sentir l'importance qu'il y a à la reconnaître, et mettre mes lecteurs à même de la saisir sous les aspects si divers qu'elle affecte. Il me reste à parler de la goutte *remontée* proprement dite. Son diagnostic n'offre plus les mêmes difficultés, puisqu'il est vrai qu'elle ne survient jamais que dans le cours d'une attaque siégeant déjà sur une articulation, soit que la maladie abandonne cette articulation pour se porter sur un organe, soit qu'elle se fixe à la fois sur deux points différents.

La lettre suivante, qui me fut adressée en 1842, par M. le docteur Delpech, médecin en chef de l'hôpital de la Rochelle, renferme un exemple de cette espèce de goutte, que ce praticien distingué a observé sur lui-même, et qui fut traité par les pilules de Lartigue.

La Rochelle, le 23 mars 1842.

Monsieur,

« Je pense que vous avez dû recevoir mes observations sur l'efficacité de vos pilules; je vous les ai adressées depuis longtemps. Vous pouvez y ajouter M. Allard, marchand de bois à la Rochelle, guéri deux fois, la première en deux jours et par l'emploi de six pilules, d'une violente attaque de goutte au pied gauche; et la seconde en trois jours, par l'emploi de huit pilules, d'une attaque des plus fortes, avec gonflement considérable du genou gauche et impossibilité de remuer. Trois jours après, il se promenait sur le port.

« Moi-même, depuis que je m'étais guéri de mes fréquentes atteintes de goutte par l'emploi de vos pilules, je suis resté quinze mois sans en avoir. J'en ai éprouvé un terrible le mois dernier, qui a fait immédiatement métastase sur la poitrine, et de là sur les intestins. Ramenée par des moyens révulsifs à son siége primitif, les articulations des pieds, je m'en suis débarrassé par l'emploi de dix pilules, et je suis maintenant dans l'état le plus normal.

« J'ai adressé au Conseil de santé des armées mes observations sur l'emploi de vos pilules, et j'ai su qu'on allait en recommander l'essai dans les hôpitaux militaires. Je ne doute pas que, dans très-peu de temps, elles ne soient ajoutées à notre pharmacopée.

« Soyez assez bon pour m'en adresser encore quelques flacons, tant pour mon usage habituel que pour continuer mes essais.

« J'ai l'honneur, etc.

« DELPECH, D. M. »

L'observation qu'on vient de lire indique parfaitement la marche à suivre dans le traitement d'une attaque de goutte remontée. Rappeler la maladie à son siége habituel, au moyen de révulsifs appliqués sur les extrémités inférieures, puis, une fois cet effet obtenu, et même avant qu'il soit produit, administrer les pilules, comme pour le traitement d'un accès ordinaire, tels sont en

effet les deux indications qu'on doit chercher à remplir dans le plus bref délai possible. J'énumèrerai en terminant ce paragraphe les différentes médications à l'aide
desquelles on peut ramener les douleurs aux
parties qui en sont ordinairement le siége.
Je ne me dissimule pas l'utilité de leur emploi, je dois dire cependant qu'il n'est pas
absolument nécessaire, et que plusieurs faits
m'ont déjà convaincu que la seule administration des pilules pouvait suffire quelquefois pour dissiper une attaque de goutte remontée. Il ne faudrait donc pas s'effrayer
dans le cas où la mise en pratique des moyens
que j'indiquerai plus bas, ne réussirait pas à
déplacer la goutte; on ne tarderait pas, sous
l'influence de l'action des pilules seules, à
voir tous les accidents disparaître. Le fait
suivant offrira une preuve de ce que j'avance;
il s'agit d'un cas de goutte remontée, dans
lequel les accidents que présenta tout à coup
le malade du côté des voies respiratoires disparurent en quelques heures par le seul em-

ploi des pilules, sans que les révulsifs lui fussent associés. Je donne ce fait dans tous ses détails, car il est intéressant à plus d'un titre.

M. J..., demeurant allée des Veuves, 101, âgé de 50 ans, d'un tempérament bilieux très-prononcé, d'une irritabilité excessive, est atteint de la goutte depuis vingt ans. Son affection paraît acquise, car il ne compte pas de goutteux dans sa famille. Les accès, qui, dans les premières années, étaient assez éloignés, se sont rapprochés de plus en plus, au point que, depuis huit ans, ils ne laissent plus entre eux qu'un intervalle de deux mois, un mois, et souvent moins. Ce malade faisait, depuis six années, usage du sirop de Boubée, lorsqu'il y a deux ans et demi, il commença l'emploi des pilules de Lartigue. Grâce à ce médicament, pour lequel M. J.... professe aujourd'hui une sorte d'enthousiasme, les attaques ont été constamment enrayées dans l'espace de vingt-quatre heures, lorsque M. J.... a pu prendre les pilules au début de la crise, et de trente-six ou quarante-huit heures, lorsque des circonstances particulières ne lui ont permis d'en faire usage que longtemps après l'apparition des douleurs.

Le mardi 2 janvier 1844, M. J.... est pris d'un violent mal de gorge, contracté sous l'influence d'un refroidissement auquel il s'est exposé. Cette affection est vivement attaquée par les sangsues, les bains de pieds, etc.; malgré cela, la déglutition ne tarde pas à devenir impossible. Sur ces entrefaites, c'est-à-dire le jeudi 4, une attaque de goutte se déclare au pied droit, et probablement sous l'influence de la même cause. Elle siége d'abord au talon, apparaît ensuite au gros orteil, puis se porte au genou du même côté, sans disparaître cependant au pied. La rougeur de ces parties n'est pas très-considérable, mais les douleurs sont extrêmes. Le malade est en proie à une irritabilité excessive, qu'augmente encore la contrariété qu'il éprouve de ne pouvoir recourir à l'usage des pilules. — Six jours se passent dans cette situation. M. J.... ne peut rien avaler ; ses nuits sont sans sommeil ; le pied gauche ne tarde pas lui-même à se prendre. Le malade ne peut trouver aucune position ; il en change sans cesse, pousse les cris les plus aigus au moindre mouvement qui retentit sur les pieds ; il s'inquiète sur son état, que chaque jour, chaque heure même rend plus fâcheux. Le mercredi, le pouce de la main gauche devient aussi le siége de quelques douleurs. Le même jour, M. J.... me fait appeler pour la première fois auprès de lui. La goutte a envahi presque toutes les articulations, et le malade est comme crucifié dans son lit : la gorge est encore dans un état qui ne permet pas le plus léger mouvement de déglutition. Je prescris un gargarisme, et je calme le malade en lui faisant entrevoir qu'il pourra prochainement avaler quelques cuillerées de liquide, et prendre alors quelques pilules écrasées et dissoutes dans un peu d'eau. (J'avoue qu'il ne me vint pas à la pensée de les faire prendre en lavement. C'est un mode d'administration dont je n'ai eu l'idée que plus tard, et qu'on peut, comme j'aurai occasion de le dire plus bas, utiliser dans certaines circonstances. L'absorption par la partie inférieure du rectum est assez active pour permettre de recourir à ce singulier procédé). La nuit du mercredi et la journée du jeudi furent très-mauvaises ; l'état de la gorge ne permit pas encore à M. J.... de prendre les pilules. Dans la soirée, le malade ressentit un peu d'oppression ; bientôt cette oppression devint plus forte, et prit des caractères assez tranchés pour ne laisser aucun doute sur le déplacement de la goutte. Se figurant, aux difficultés qu'il éprouve pour respirer, que la goutte va l'étouffer, ne pouvant plus d'ailleurs, dit-il, tolérer les souffrances auxquelles il est en proie, et croyant que la déglutition sera peut-être possible, M. J.... se fait donner à minuit deux pilules écrasées et dissoutes dans de l'eau sucrée. Il les avale avec une difficulté extrême. A deux heures du matin, sans que le malade ait eu recours à l'application de révulsifs sur les extrémités inférieures, l'oppression disparaît peu à peu ; les douleurs de la goutte semblent déjà diminuées, M. J.... est plus calme, plus tranquille. Cette promptitude d'action pourrait étonner, si l'on ne songeait que l'estomac était entièrement vide depuis six jours, et que les pilules ont été administrées écrasées, en partie dissoutes, c'est-à-dire évidemment sous la forme la plus favorable à leur rapide et complète absorption. A deux heures du matin, deux autres pilules furent administrées de la même manière. A six heures, les selles commencèrent à paraître. A ce moment, les troubles si fâcheux survenus pendant la nuit, du côté des organes respiratoires, avaient complétement disparu ; les douleurs étaient très-sensiblement diminuées, le malade accusait beaucoup de mieux. Les selles furent peu abondantes, mais fréquentes pendant toute la journée du vendredi ; M. J.... eut plusieurs heures de sommeil dans le jour, et commença à prendre quelques cuillerées de bouillon. Deux autres pilules furent encore administrées à la fin de la journée, c'est-à-dire quinze heures environ après la seconde dose. Le samedi, la journée fut bonne ; les selles furent encore assez fréquentes, eu égard surtout au petit nombre de pilules prises ; ce que je n'hésite pas à attribuer à l'état dans lequel se trouvait l'estomac, à la forme si favorable à leur absorption sous laquelle elles furent données, et enfin à l'extrême débilité dans laquelle était M. J..., par suite de la diète forcée qu'il avait subie, et qui le rendait plus sensible que tout autre à l'action du médicament. Je fis cesser l'usage des pilules, et je prescrivis des lavements avec la décoction de graines de lin et de têtes de pavot.

Je n'ai pas besoin de donner les détails du reste de cette observation déjà si longue. Il me suffira de dire que M. J..., après avoir été pris pendant plusieurs jours d'un flux de bile qui le fatigua beaucoup, a fini par recouvrer, mais avec lenteur, il est vrai, ses forces et son état habituel de santé. Il a eu depuis quelques atteintes de goutte, mais elles ont toujours été dissipées en peu de temps par l'emploi des pilules.

L'observation que je viens de rapporter offre un exemple de goutte remontée, traitée par les pilules de Lartigue sans association d'aucun moyen révulsif. Il a suffi de deux pilules, pour que les accidents si graves survenus du côté de la poitrine se dissipassent comme par enchantement. Quelle que soit la signification de ce fait, et quoi que j'en aie dit moi-même tout à l'heure, je ne pense pas qu'on doive jamais négliger l'emploi des révulsifs. Leur action peut avoir pour effet de déplacer la goutte longtemps avant que l'influence des pilules ne se fasse sentir, comme par exemple, dans le fait de M. Larouë, que j'ai cité plus haut, où un bain de pied sinapisé suffit pour faire cesser des douleurs atroces qui depuis six jours étaient fixées à la tête; or, c'est souvent un grand bonheur que de pouvoir délivrer presqu'instantanément certains organes d'un ennemi aussi redoutable que la goutte, qui peut, en suspendant ou troublant profondément des fonctions essentielles à la vie, comme celles du cœur ou des poumons, entraîner rapidement la mort.

J'érige donc en précepte qu'il faut constamment dans la goutte remontée associer aux pilules de Lartigue les dérivatifs sur les extrémités inférieures. Le nombre de ceux qui ont été recommandés est considérable. Voici l'énumération qu'en fait M. Réveillé-Parise : — « Un des principaux, dit-il, est le bain de pieds si connu de Gontran. On sait que ce médicastre fit une fortune considérable, avec ce moyen, assez ordinaire, mais qui acquit une immense vogue, pour avoir soulagé d'une goutte anomale le duc d'Orléans, père de celui qui prit tant de part au grand mouvement politique de 89. Ce bain ne manque pas d'une certaine activité ; en voici la composition :

> Acide hydrochlorique. . . . . 125 grammes.
> Huile de pétrole blanche. . .   4

Mêlez en agitant la bouteille, et jetez dans l'eau préparée pour le bain de pieds.

« On peut aussi employer les bains de pieds muriatico-nitriques suivants, recommandés par le docteur Ith :

> Eau chaude, Q. S. pour un bain de pieds.
> Acide hydrochlorique. } de chaque, une cueil-
> Acide nitrique. . . . . } lerée à bouche.

Mêlez, pour un bain de pieds administré dans un vase de bois. Barthez recommande ces pédiluves avec un *demi-gros de sublimé corrosif* dissous dans une quantité d'eau chaude ordinaire. Ce moyen est très-actif ; mais il peut produire quelques accidents chez certaines personnes irritables. Les bains de pieds et ceux des mains, ainsi que les cataplasmes *sinapisés* appliqués aux extrémités, opèrent aussi une révulsion fort active. Il convient pourtant de remarquer que ce moyen, par trop banal, demande dans son emploi plus d'attention qu'on n'en apporte ordinairement. Si la dose du stimulant est trop faible, trop ménagée, il n'y a point d'effet produit; au contraire, cette dose est-elle trop forte, et surtout disproportionnée à l'état d'irritabilité du malade, il se produit une excitation générale du système nerveux, directement contraire au résultat qu'on veut obtenir; en tout il faut du tact et de la mesure.

« J'ai vu plusieurs fois le *Cataplasme de Pradier* [1], employé comme *tonique attractif*, dé-

---

[1] Voici la composition de ce cataplasme :

Baume de la Mecque,	24	grammes.
Quinquina rouge.	30	—
Safran.	15	—
Salsepareille.	30	—
Sauge.	30	—
Alcool rectifié.	1500	—

Faites dissoudre à part le baume de la Mecque dans le tiers de l'alcool; faites macérer dans le reste de l'alcool les autres substances

placer lentement la goutte qui s'était portée à la tête et à l'estomac avec une grande violence. Les *vésicatoires* promenés sur les membres inférieurs, quelquefois appliqués sur la poitrine, ou l'épigastre, ont des résultats heureux, pourvu qu'ils soient larges, et que la réaction ne soit pas trop forte. Les *ventouses* sèches et scarifiées aux extrémités, autour des articulations, notamment dans les endroits où la goutte s'est manifestée,

pendant quarante-huit heures; filtrez et mêlez les deux liqueurs. Pour l'usage, on mêle la teinture obtenue avec deux ou trois fois autant d'eau de chaux; on agite la bouteille au moment de s'en servir, afin de mêler le précipité qui s'est fait.

On prépare ensuite un cataplasme de farine de graine de lin qu'on étend bien chaud et épais d'environ un doigt sur une serviette, pour en envelopper exactement la partie. Quand le cataplasme est dressé et aussi chaud que le malade peut l'endurer, on verse à sa surface soixante grammes environ de la liqueur préparée; on l'étend sur tout le cataplasme, de manière à ce qu'elle y soit également répartie, sans en être imbibé; on passe le cataplasme sous le membre souffrant, et on l'en recouvre complétement. On enveloppe le tout avec de la flanelle, du taffetas gommé, pour conserver la chaleur de l'appareil, qu'on assujettit ensuite avec des bandes. On ne change ordinairement le cataplasme qu'au bout de vingt-quatre heures, quelquefois de douze, si le malade s'en trouve incommodé. Les extrémités où il a été appliqué, transsudent ordinairement une grande quantité d'humeur séreuse; elles maigrissent considérablement; mais, après la guérison, elles reprennent assez vite leur état normal.

produisent de bons effets. La vaste *ventouse*, employée d'après le procédé de M. Junod, pourra être ici d'un grand secours, quand elle sera mieux connue et d'une application plus facile. Le *moxa*, tant recommandé avec raison par quelques auteurs, est assurément un puissant révulsif, mais il inspire tant de frayeur à certains malades, la douleur qu'il occasionne est parfois si vive, si aiguë, le retentissement qu'elle a souvent dans l'économie en général est si prononcé, si fâcheux, qu'il faut apporter dans l'emploi de ce moyen une excessive réserve. Pourtant, j'y ai eu recours plusieurs fois dans des cas extrêmes, où il faut agir promptement, fortement, et le succès ne s'est pas fait attendre.

« Au reste, il arrive parfois que des moyens assez doux réussissent complétement, pourvu que leur usage soit méthodique. Ainsi des frictions répétées avec le liniment ammoniacal ordinaire, sur les extrémités, produisent de bons effets, et y rappellent la goutte d'une manière assez prompte. J'ai vu également plusieurs patients s'applaudir de l'emploi du liniment suivant, dont l'action est assez remarquable.

Huile de camomille. . . . . 60 grammes.
Alcool ammoniacal. 30   —
Laudanum de Sydenham. 15   —
Huile volatile de menthe poivrée. . . 4   —

Mêlez avec soin.

« On peut encore envelopper les articulations précédemment affectées par la goutte, d'un emplâtre de poix de Bourgogne stibié : frotter ces mêmes articulations avec l'huile de croton-tiglium, et recouvrir ensuite la partie d'un large morceau de sparadrap, qu'on laisse appliqué pendant plusieurs jours. Quelquefois on dirige avec succès, sur ces mêmes articulations, de fortes douches de vapeur assez chaude pour activer et rubéfier la peau. Ce dernier moyen est assez énergique; on doit le préférer de beaucoup, au bain chaud, dans lequel le malade est toujours mal à l'aise, et qu'on ne peut même employer dans certains cas. »

§ VI. Objections contre l'emploi des pilules de Lartigue.

Plusieurs objections ont été faites à l'emploi des pilules de Lartigue. On a dit qu'agissant spécialement sur le tube digestif, elles pouvaient déterminer une inflammation plus ou moins vive, et provoquer, chez les personnes qui en font usage, une irritation de l'estomac (gastrite), ou de l'estomac et des intestins (gastro-entérite). On a dit aussi qu'elles favorisaient les déplacements de la goutte, et enfin qu'elles rendaient les attaques moins fortes, mais plus fréquentes. Il nous importe d'apprécier chacune de ces objections à sa juste valeur.

Et d'abord, est-il vrai que les pilules de Lartigue déterminent jamais des symptômes de gastrite ou de gastro-entérite? — Pour ma part je ne connais pas un seul fait avéré qui le prouve. J'ai bien rencontré des malades, chez lesquels l'emploi des pilules donnait lieu à certains phénomènes d'irritation gastrique, mais ce que je puis certifier, c'est que cette irritation existait antérieurement, et qu'elle n'avait fait que se réveiller sous l'influence du médicament, comme elle se réveillait par l'ingestion de toute subtance qui exigeait, de la part de l'estomac, un léger surcroît d'action. La lettre suivante que j'ai reçue tout récemment présente un cas de cette espèce.

Monsieur et honoré collègue,

J'ai l'honneur de vous écrire pour vous remercier des avantages que j'ai retirés dans ma pratique médicale de vos utiles pilules antigoutteuses. Dernièrement encore je les ai employées au profit de ma belle-mère, qui était *alitée depuis trois mois*, et souffrait continuellement d'un engorgement tarsien, avec chaleur excessive et douleur irradiante. *Malgré une chaleur intestinale habituelle*, et *simulant une entérite latente*, les évacuations alvines ont amené une amélioration notable, dont je vous suis très-reconnaissant. Vous promettez votre brochure aux personnes qui vous la demanderons ; je vous prie de m'en gratifier, etc.

Agréez, etc.   CHRISTOPHE, D. M.

Nancy, 4 mai 1845.

A cette lettre étaient jointes les lignes suivantes écrites par la malade elle-même,

et qui complètent les renseignements précédents :

Mon gendre ayant été obligé de s'absenter, je désirerais
que vous me donnassiez vos avis relativement à vos pilules. Je suis d'un tempérament très-échauffé; j'ai les
intestins irrités : aussi, après avoir pris douze pilules, ai-
je été obligé de suspendre. Cependant de petits accès me
reprennent maintenant, et lorsque je marche seulement
cinq minutes, j'ai les doigts du pied brûlants, ainsi que
la semelle. Depuis trois semaines que je prends votre remède, je n'ai pu transpirer; mais il m'a fait beaucoup de
bien. Je ne commets point d'imprudence; depuis longues
années je ne bois que de l'eau, et suis un régime doux. J'ai
passé mon retour d'âge depuis sept ans, etc.

Il serait injuste, dans l'observation dont
on vient de lire les détails, d'attribuer aux
pilules l'entérite qui existe : on voit que dans
la pensée même du médecin de la malade,
elle n'a été nullement produite par le traitement anti-arthritique. Mais tous les goutteux,
et tous les médecins eux-mêmes, n'ont pas
la sagesse et l'esprit de justice de M. C...
Le *post hoc, ergo propter hoc,* est la règle du
jugement de beaucoup d'entre eux, et sans
s'enquérir si l'irritation gastro-intestinale était

antérieure ou non à l'usage des pilules, beaucoup sans doute, dans des circonstances semblables à celles que nous venons de relater, ont associé ces deux faits, et mis ainsi sur le compte du remède le développement d'accidents intestinaux, qui remontaient cependant à une date plus éloignée. — Avant de commencer l'usage des pilules, il importe de constater l'état des voies gastriques; du moment où l'on s'est assuré que rien, dans la santé antérieure du malade, ne dénote l'existence d'une irritation aiguë ou chronique du tube digestif, et ne constitue une contre-indication à l'emploi du médicament, on peut procéder, sans crainte aucune, quelles que soient les doses qu'il puisse être necessaire d'administrer, et le temps pendant lequel le traitement doit être continué.

J'ai recueilli les détails de trois faits, dans lesquels, par suite d'une véritable fureur produite par l'atrocité des souffrances, vingt quatre pilules, c'est-à-dire un flacon entier, furent prises en un jour, les malades espérant

ainsi se soulager plus vite. Le premier eut
pour sujet M. J. Pelletier; le second, un
courrier de la malle-poste, homme exessive-
ment fort et vigoureux, que dix à douze pilules purgeaient à peine; le troisième enfin,
un serrurier d'un petit village voisin de Saint-
Denis. Ce sont là des imprudences que
je ne saurais trop blâmer; mais, ce qu'il y
a de certain, c'est qu'à part des selles très-
abondantes, qui persistèrent pendant trois
à quatre jours, sans coliques, ni douleurs
d'aucun genre, mais qui jetèrent le malade
dans une prostration extrême, il ne survint
aucun accident du côté des voies gastriques.
Voici un fait que je retrouve dans mes notes,
et qui confirme ceux auxquels je viens de faire
allusion. Dix-huit pilules furent prises en moins
de trois jours; cette dose, quoique excessivement élevée, n'eut aucune action fâcheuse
sur le tube digestif; elle provoqua seulement
des selles nombreuses, qui plongèrent le
sujet dans une faiblesse dont il ne se releva
que lentement. Je conserve à cette observa-

tion la forme épistolaire, sous laquelle elle me fut communiquée.

Monsïeur,

M. le comte de C......, âgé de 53 ans, ayant la goutte depuis environ douze ans, par accès revenant de six mois en six mois, fut atteint le 30 novembre dernier d'une manière assez violente, et qui le faisait beaucoup souffrir. J'avais entendu parler avantageusement de vos pilules; je l'engageai à en faire usage. Nous consultâmes ensemble son docteur, qui lui dit qu'il n'y avait pas d'inconvénient à essayer; il lui fit prendre le premier jour 4 pilules le matin et 4 pilules le soir; le lendemain il lui en fit encore prendre 3 le matin et 3 le soir; le troisième jour enfin, 2 le matin et 2 le soir, en tout 18. Cet ensemble fit un effet merveilleux; les douleurs cessèrent comme par enchantement; mais les selles furent excessivement fréquentes; en deux jours, elles eurent lieu au moins *quarante fois,* ce qui affaiblit beaucoup le malade. Cependant son état s'améliora sensiblement; mais il resta longtemps faible, quoique ne ressentant plus aucune douleur.....

Ainsi, comme on le voit, des doses beaucoup plus élevées que celles qu'il est convenable d'administrer, en vingt-quatre ou trente-six heures, n'ont point déterminé d'irritation intestinale; on n'a donc rien à redouter si l'on se conforme aux prescriptions modérées que j'ai établies. Reste le cas où les pilules doivent être continuées pendant plus ou moins longtemps. Il m'a été demandé par quelques goutteux si leur usage pendant des semaines ou des mois, quoiqu'à des doses peu élevées, ne finirait pas par amener une inflammation chronique des voies gastriques. Sur ce second point, l'expérience s'est prononcée beaucoup plus souvent encore que sur le premier. On n'a point oublié l'observation de M. Pereyra, et que j'ai transcrite plus haut page 110 « J'ai eu dit-il la patience de donner, tous les deux jours, quatre de vos pilules, depuis le mois de janvier jusqu'à aujourd'hui (mai).... La santé générale n'a « nullement été dérangée de purgations répétées tous les deux jours. » J'ai moi-même observé beaucoup de cas semblables. Madame C.. dont j'ai déjà dit quelques mots, en parlant de la goutte chronique, fit usage des pilules pendant près de six mois consécutifs, sans en éprouver le plus léger dérangement. C'est surtout dans les cas de rhumatisme où le traitement a besoin d'être continué fort longtemps, que j'ai pu me convaincre de son innocuité. J'ai traité, rue de Verneuil, une dame qu'un rhumatisme avait mise dans l'impossibilité de faire aucun travail d'aiguille : il a fallu persévérer près de trois mois dans l'emploi du médicament, pour arriver à une guérison complète; mais pendant ce long espace de temps, il n'y a pas eu la plus légère trace d'irritation du côté des voies digestives. Je dois faire remarquer que chez ces malades, j'ai constamment suivi le mode d'administration dont j'ai parlé en traitant de la goutte chronique, et qui laisse cinq jours de repos, après cinq jours de traitement. Peut-être est-ce à cela que j'ai dû de ne pas occasionner la plus légère fatigue à ces malades, malgré la longueur du traitement que je leur ai fait suivre. Je dois ajouter cependant que plusieurs de mes confrères, MM. Pereyra, Crouigneau, etc., qui, pour certains cas de rhumatisme, ont persévéré presqu'aussi longtemps que moi dans la pres-

cription des pilules, sans suivre le même
mode d'administration, n'ont pas été moins
heureux ; jamais ils n'ont observé aucun phénomène fâcheux du côté des voies gastriques.

Je n'aurai pas de peine à faire comprendre
d'où est née l'objection que je combats en ce
moment ; elle est le résultat de la publication des différentes formules qu'on a données
comme étant la nôtre. Cette objection a en
effet toute sa valeur en ce qui concerne les
pilules antigoutteuses de M. Bouchardat. L'extrait de coloquinte, que ce pharmacologiste
fait entrer dans leur composition, et dont
l'action purgative vient s'ajouter à celle de
l'extrait de colchique, est un des drastiques
les plus violents que la matière médicale possède ; et je conçois que les médecins qui
ont cru connaître la formule des pilules de
Lartigue, en voyant celle de M. Bouchardat,
aient eu quelque crainte sur leur emploi, et
redouté leur effet irritant sur le tube digestif.
Mais, je le répète, la formule de M. Bouchardat n'est point la nôtre ; son auteur ne l'a

jamais donnée comme telle, et l'on ne s'aurait, sans injustice, faire porter sur les pilules
de Lartigue des reproches que les pilules de
Bouchardat méritent seules. — Un autre pharmacologiste, dont je n'ai pas cru devoir parler
précédemment, parce que son nom est loin d'a-
voir dans la science le crédit dont jouit celui de
M. Bouchardat, a également publié une formule qu'il prétend être celle qui se rapproche
le plus de la nôtre. Cette formule indique
trois ou quatre purgatifs, les plus violents
de la matière médicale ; elle porte en note
que ces pilules ne doivent être prescrites
qu'à la dose de une à la fois, jusqu'à trois
ou quatre ; que dans tous les cas, leur action
drastique doit rendre extrêmement circonspect dans leur emploi ; qu'elles déterminent
des coliques, etc. On comprend parfaitement
que, puisque ces pilules ne peuvent être
administrées que une à une, et avec la plus
grande circonspection, elles n'ont aucune ana-
logie avec les pilules de Lartigue, qui peuvent
être prises sans inconvénient aux doses de

six, huit, et même plus; on comprend en outre que les médecins ou goutteux, qui sur l'affirmation de ce pharmacien ont accepté cette formule comme celle de nos pilules, aient conçu des craintes sur l'action incendiaire qu'une pareille préparation doit avoir sur l'estomac et l'intestin.

La seconde objection faite aux pilules de Lartigue est qu'elles paraissaient perdre de leur efficacité avec le temps, et que les doses qui d'abord enrayaient une attaque, finissent à la longue par être insuffisantes pour amener ce résultat. Je n'essayerai point de réfuter cette objection; je répondrai seulement qu'elle s'adresse à peu près à tous les médicaments : il n'en est guère en effet, de purgatifs surtout, à l'action desquels le corps ne finisse par s'habituer; la seule chose à faire alors est d'augmenter légèrement les doses. J'ai cité précédemment l'observation de M. le lieutenant-général B........, qui dans les premiers temps arrêtait ses attaques avec une seule pilule par jour, et qui plus tard, après en avoir fait un usage quotidien pendant près d'un mois, fut tout étonné de ne plus obtenir les mêmes effets qu'avec des doses trois ou quatre fois plus fortes. Peut-on en pareille circonstance, accuser le médicament? L'opium, l'arsenic, les extraits vénéneux les plus actifs, tous les agents thérapeutiques en un mot, ne sont-ils pas dans le même cas, et faut-il, pour cela, en condamner l'emploi? N'est-il pas plus convenable de se conformer aux lois physiologiques qui régissent notre organisme, et de se borner à en tenir compte dans la prescription des médicaments. — Du reste, cet effet que je signale ici ne s'observe pas chez tous les goutteux; j'en connais beaucoup qui font usage des pilules depuis un très-grand nombre d'années, et qui aujourd'hui encore combattent leurs attaques avec le même nombre de pilules qu'ils durent employer la première fois.

On a dit aussi que les pilules de Lartigue favorisaient les métastases goutteuses, et que ceux qui en faisaient usage devaient finir par mourir des suites d'un déplacement de leur affection. On a tellement effrayé certains goutteux avec cette menace, que j'en ai vu plusieurs être sur le point d'abandonner l'usage des pilules, malgré les services qu'elles leur rendaient, par la crainte d'avoir à les payer plus tard du prix de leur vie. A cette objection je répondrai trois choses : la première, c'est que je n'ai jamais vu un cas de métastase goutteuse survenir pendant l'administration des pilules, et qu'il ne m'en a jamais été communiqué d'exemple; la seconde, c'est qu'au lieu de provoquer les métastases, les pilules de Lartigue suffisent au contraire pour les faire disparaître; j'ai cité plusieurs faits qui, je crois, ne laissent aucun doute à cet égard; la troisième enfin, c'est qu'il est fort difficile qu'un goutteux ne meure pas de la goutte, car on est dans l'habitude de rapporter à cette maladie, à tort ou à raison, peu importe, toutes les affections qui surviennent chez un goutteux, et qui peuvent le faire périr : qu'il meure d'une apoplexie cérébrale, et l'on accusera la goutte de s'être portée au cerveau ; d'une apoplexie pulmonaire , ou d'un asthme , et l'on parlera de goutte remontée sur la poitrine ; d'une affection du cœur, d'une maladie aiguë des intestins, de la vessie , etc , et c'est toujours la goutte , l'impitoyable goutte que l'on invoquera. Il faut cependant bien mourir de quelque chose, surtout lorsqu'on arrive comme la plupart des goutteux à soixante-dix et quatre-vingts ans. D'ailleurs, en admettant même ce fait des métastases, qui fassent périr tous les goutteux, je demanderai à quel signe on pourra reconnaître que ces métastases sont le résultat du traitement , et même de la marche de la maladie. Ne les observe-t-on pas aussi bien sur les goutteux qui n'opposent aucune médication à leurs souffrances , que chez ceux qui cherchent à s'en rendre maîtres ? Le chapitre des métastases goutteuses est-il nouveau dans l'histoire de la goutte, et son introduction ne date-t-elle que du jour où l'on est arrivé à

découvrir un traitement efficace de cette affection? N'a-t-on pas au contraire toujours
signalé la fréquence et la gravité de ces accidents? Qu'on cesse donc de donner du crédit
à cette objection, en la répétant comme
l'ont fait quelques personnes et quelques pu-
blications mal intentionnées : elle a contre
elle le raisonnement et les faits.

· Vient enfin une dernière objection faite à
l'emploi des pilules de Lartigue. Quelques
goutteux, tout en reconnaissant les avantages
qu'ils retiraient de leur usage, ont cru qu'elles
rendaient chez eux les accès plus fréquents,
mais en les rendant moins forts; plusieurs
m'ont écrit à ce sujet, me faisant observer
que les accès qui primitivement ne revenaient
que deux ou trois fois par an, se sont peu à
peu rapprochés, au point de ne plus laisser
entre eux que deux mois, un mois, et même
quinze jours d'intervalle. Les douleurs qui
surviennent alors n'ont plus cette intensité
qui caractérise une attaque aiguë; elles cèdent facilement, en un ou deux jours, par

l'emploi de quelques pilules ; mais elles fatiguent par la fréquence même de leur retour.

Qu'on me permette d'abord une observation, que je ne prétends pas donner comme une réponse à ces faits, mais qui cependant en atténue singulièrement l'importance ; c'est qu'il m'a été communiqué au moins autant de cas dans lesquels les pilules ont tellement éloigné les accès, que quelques goutteux ont pu se croire radicalement guéris, et n'ont pas hésité à donner, au moyen que je préconise, le titre de *curatif*, que cependant je ne revendique pas pour lui. — Je rappellerai d'abord l'observation de M. M..., de Charleville (page 73). Ce malade était goutteux depuis quinze ans, et ses accès, qui dans les premières années ne revenaient qu'à d'assez longs intervalles, s'étaient rapprochés plus tard, en même temps qu'ils étaient devenus plus violents, lorsque M. M.... fit usage pour la première fois des pilules de Lartigue. L'accès fut enrayé en vingt-quatre heures.

« *Depuis cette époque*, dit le malade, *plus d'un*
« *an s'est écoulé, et je n'ai jamais ressenti aucune*
« *douleur.* » — Qu'on se reporte à la page 126,
et l'on y lira un fait non moins concluant.
« Voilà deux ans et plus que j'ai fait venir de
« vos pilules, nous écrit le malade; à cette
« époque, j'avais tous les six mois ou tous
« les ans une attaque aux deux pieds, ou aux
« deux genoux; deux et trois mois étaient in-
« suffisants pour la guérison. *Depuis la pre-*
« *mière fois que j'ai pris vos pilules,* les attaques
« *n'ont plus reparu;* il me semble même que
« mes jambes sont plus légères qu'elles n'é-
« taient, etc. » — La lettre de M. le docteur Delpech, insérée page 133, offre un
exemple du même genre : — « Moi-même,
« dit-il, depuis que je m'étais *guéri de mes*
« *fréquentes* atteintes de goutte par l'emploi
« de vos pilules, je suis resté *quinze mois* sans
« en avoir. » Ce fait est encore plus intéressant que les précédents, car ici, avant l'emploi des pilules, les attaques étaient fré-

quentes , tandis qu'après elles demeurèrent quinze mois sans se montrer.

Je pourrais multiplier ces citations ; mais je me bornerai au fait suivant. Le malade nous apprendra lui-même l'impression qui lui est restée de l'influence des pilules sur le retour de ses attaques.

Monsieur,

Je réponds avec empressement au désir que vous avez de savoir quelle a été sur ma goutte l'influence des pilules qui portent votre nom.

J'ai ressenti les premières atteintes de ce mal, il y a six ans environ. Il s'est annoncé par des douleurs lancinantes intolérables, accompagnées de gonflement du pied. Je ne pouvais rien supporter sur la partie malade. Le frottement même d'un drap me faisait jeter des cris. On me conseilla mille remèdes ; j'essayai des fumigations avec je ne sais plus quelles herbes, et j'appliquai des cataplasmes de farine de graines de lin. Rien n'y fit. J'étais privé de sommeil, et je ne pouvais trouver un peu de repos qu'en aspergeant mes cataplasmes de flots de laudanum ; ce qui parvenait à neutraliser les douleurs. Cette première attaque dura, je crois, quinze jours.

Depuis j'en eus plusieurs autres toujours escortées des mêmes douleurs et de la même tuméfaction. Même privation de sommeil, mêmes élancements continuels, même insuccès des remèdes, même moyen pour amener un peu de calme et de repos. Ces attaques durèrent de quinze à vingt jours, plus ou moins.

Au mois de janvier 1841, j'eus une attaque violente, la plus forte de celles que j'avais éprouvées jusqu'à ce jour. Elle me tint six semaines sur mon fauteuil, avec des douleurs incessantes. On eut recours aux sangsues, qui ne produisirent aucun résultat, et il fallut que le mal s'en allât seul, par l'unique raison qu'il était venu.

C'est pour l'atteinte qui suivit celle dont je parle, que l'on me conseilla l'emploi de vos pilules. Je n'y croyais que fort peu, je vous l'avoue. Cependant je voulus en essayer, et tout d'abord je leur dus un immense bienfait, l'absence de la douleur. Je ne pouvais toujours par remuer; la tuméfaction du gros orteil existait toujours, la partie malade était toujours soumise à une sensibilité extrême; mais je ne souffrais pas : c'était beaucoup. L'accès fut, cette fois, de dix jours.

A l'attaque suivante, même résultat, quant à la douleur, qui fut totalement absente; grande diminution dans la durée de l'accès, qui ne fut que de huit jours.

Enfin arriva une nouvelle atteinte. Sans le gonflement du pied, je ne m'en serais pas aperçu, tant elle fut inoffensive, grâce à vos pilules. Elle dura seulement trois jours. Il y a de cela plus de huit mois, et je n'ai rien ressenti depuis; *ce qui me fait penser que vos pilules ont au moins le privilége d'éloigner les accès, si elles ne détruisent pas le mal.* Mais leur effet, bien constaté pour moi, est d'enlever les douleurs, et de diminuer considérablement la durée de l'attaque. Tous ceux qui ont eu la goutte diront, comme moi, que c'est un résultat inappréciable.

Agréez, Monsieur, l'expression de mon entier dévouement et de ma reconnaissance.

James Rousseau.

Neuilly, 20 janvier 1844.

11.

Je pourrais certainement tirer de ces faits une conclusion diamétralement opposée à l'opinion que certains goutteux m'ont fait connaître, et dire que les pilules de Lartigue ont pour effet, ainsi que le prouvent un grand nombre d'observations, de rendre les retours de la goutte moins fréquents. Cependant, comme les faits de la nature de ceux que je viens de citer, fussent-ils encore plus nombreux, ne détruiraient pas ceux d'une nature contraire qui m'ont été objectés, je ne dois ni m'arrêter à une telle conclusion, ni me borner à cette seule réponse. Les faits sur lesquels on a fondé l'objection qui m'occupe en ce moment sont exacts, et il importe d'en tenir compte ; seulement il faut en rechercher la véritable signification.

J'observerai d'abord que les cas dans lesquels la goutte semble revenir plus fréquemment sous l'influence de l'administration des pilules de Lartigue, ne se rencontrent que chez des goutteux de vieille date, qui ont déjà payé plusieurs années de tribut à la maladie. Or quiconque connaît un peu l'histoire de la goutte, et les transformations qu'elle subit à mesure qu'elle s'éloigne de l'époque de son début, sait que cette fréquence des accès, à une certaine période de la maladie, appartient à la nature même de cette affection. Il est rare qu'au bout de dix, quinze ou vingt ans, la goutte présente encore les caractères réguliers et franchement aigus qu'elle offrait lors de ses premières attaques. Les crises se rapprochent de plus en plus, et perdent de leur violence; les goutteux, au lieu de reprendre, dans l'intervalle des attaques, leur complet état de santé, conservent toujours quelque réminiscence de la goutte. Ce sont des douleurs qui se réveillent à la moindre variation atmosphérique; une raideur qui rend chaque jour la marche de plus en plus difficile; un engorgement qui persiste malgré l'emploi des moyens qu'on met en usage pour le dissiper; une sensibilité extrême de la plante des pieds, qui provoque des douleurs aiguës chaque fois que le pied

porte à faux, ou se pose sur une surface an-
guleuse, etc. etc.; toutes choses qui ne sont
pas des souffrances assez vives pour consti-
tuer une attaque de goutte, mais qui suffisent
pour prouver aux malades que la goutte
prend de plus en plus droit de domicile chez
eux, et que tout leur état général est aujour-
d'hui soumis à l'influence de cette affection.
Lorsqu'un pareil état survient chez un malade qui fait usage des pilules de Lartigue, il
serait souverainement injuste de le rapporter
au traitement, car il appartient à la marche
même de la maladie. Je ne doute pas cependant que beaucoup de goutteux ne soient
tombés dans cette erreur : persuadés que la
goutte devait toujours conserver les caractères qu'elle avait dans le principe, ils ont
été fort surpris de la voir se modifier, perdre
de son intensité, mais gagner en fréquence,
et ils ont mis cette transformation sur le
compte du médicament. Qu'on interroge des
goutteux qui font usage des pilules de Lartigue, mais chez lesquels la goutte ne recon-

naît encore que quelques années d'existence ;
je suis bien convaincu qu'on n'en trouvera
aucun qui se plaigne de ce retour plus fréquent des accès. Pour ma part je n'en ai pas
rencontré ; je me suis assuré au contraire, en
relisant les lettres qui m'ont été adressées à
ce sujet, que tous ceux qui ont accusé ces retours plus rapprochés de leurs crises , étaient
goutteux depuis longtemps déjà.

Au surplus , cette fréquence des douleurs
n'a d'autre inconvénient que le malaise et
l'ennui qui en résultent pour le malade , car
autrement elles se dissipent par l'administration de quelques pilules , avec autant de certitude que les accès ordinaires. Tous les malades qui m'ont écrit , relativement à cette réapparition de leurs douleurs , ont été unanimes
sur ce point. Jamais l'efficacité des pilules ne
leur a fait défaut ; seulement ils se plaignaient
d'être obligés d'y recourir tous les quinze
jours , tous les mois , surtout avec la crainte
(mal fondée) qu'exprimaient quelques-uns
d'entre eux, de voir cette fréquence de l'ad-

ministration des pilules finir par amener quelque trouble dans les fonctions digestives.

Cette fréquence des douleurs est d'autant moins à redouter, que je l'ai vu dans plusieurs cas déjà être le présage d'un état sensiblement meilleur. Il n'est pas rare en effet, après un temps plus ou moins long pendant lequel la goutte s'est montrée presque impitoyable par le grand nombre de ses atteintes, de la voir peu à peu perdre ce caractère, et devenir alors d'une extrême bénignité. Les attaques, qui depuis longtemps déjà ont perdu de leur intensité, s'éloignent de plus en plus, de manière que ne revenant comme autrefois qu'à d'assez longs intervalles, et se montrant beaucoup moins violentes, elles font au malade une situation beaucoup moins fâcheuse que celle qu'il avait avant. J'ai observé plusieurs exemples bien saillants de cette particularité-là. Je vois un goutteux qui fait usage des pilules de Lartigue depuis plusieurs années, qui après avoir été pendant plus de dix mois constamment pris et repris par la goutte, a fini par voir ses attaques, qui n'avaient plus du reste aucune violence, perdre de leur fréquence, et ne plus apparaître que comme autrefois, de telle sorte qu'aujourd'hui sa situation est meilleure qu'elle n'était même dans les premiers temps de sa maladie, car les accès ne reviennent pas plus souvent, et quand ils reviennent, ils sont beaucoup moins intenses.

C'est du reste, dans les cas de cette espèce, alors que la goutte frappe à petits coups, mais à coups pressés, qu'il importe de ne point négliger les moyens généraux, qui forment le traitement prophylactique des accès, et dont l'ensemble constitue l'*hygiène des goutteux*. C'est surtout aussi à cette période de la maladie que l'on retirera de salutaires effets de certains moyens qu'on a beaucoup préconisés, et notamment des eaux de Vichy. Mais je reviendrai bientôt sur ce sujet.

§ VII. **Contre-indications à l'emploi des pilules de Lartigue.**

Il n'est qu'un cas où l'emploi des pilules de Lartigue pourrait être contre-indiqué, c'est celui où les voies digestives seraient le siége d'une irritation aiguë ou chronique. Ces cas sont assez rares aujourd'hui que l'on ne confond plus les affections nerveuses de l'estomac (*gastralgies*) avec la *gastrite* et la *gastro-entérite*, et que l'on a fait la part de ce qu'il y avait de faux et d'exagéré dans la doctrine de Broussais, qui ne voyait partout que l'une ou l'autre de ces affections, et les donnait pour point de départ à presque toutes les maladies. Hors ces cas où l'on devrait s'abstenir d'administrer les pilules de Lartigue, dans la crainte de donner aux accidents gastriques une activité nouvelle, on peut les prescrire hardiment, sans avoir jamais à redouter, quelque prolongé qu'en soit leur emploi, aucun épiphénomène fâcheux.

Il est un état particulier de l'estomac qu'on observe très-fréquemment chez les goutteux

d'ancienne date , et qu'il ne faudrait pas confondre avec ceux qui contre-indiquent l'usage
des pilules. Il est caractérisé par le développement de gaz qui se produisent pendant le
travail de la digestion , et dont l'émission
complétement inodore se fait quelquefois
avec un certain bruit , et surtout avec une
abondance qui étonne. Cet état est sous la
dépendance d'une disposition particulière des
nerfs qui président aux fonctions digestives ;
c'est une névrose spéciale de l'estomac , qui
apparaît à une certaine période de la goutte ,
et qui se lie évidemment à cette modification
générale qu'éprouve le système nerveux chez
les goutteux , et qui les rend de jour en jour
plus irascibles , plus impressionnables , à mesure que la maladie devient plus ancienne.
Loin d'être une contre-indication à l'emploi
des pilules , un pareil état de l'estomac devrait plutôt engager à y recourir , car s'étant
développé sous l'influence de la disposition
goutteuse, il ne peut être qu'heureusement
modifié par le traitement.

En citant l'observation de M. J.... page 135, j'ai dit quelques mots d'un mode d'admi- nistration' des pilules, qu'on pourrait em- ployer avec avantage, je crois, dans les cas où l'état de l'estomac ou de l'intestin paraî- trait en contre-indiquer l'emploi. On pourrait alors les donner en lavements. La partie in- férieure de l'intestin présente un grand nombre de veines qui rendent l'absorption très-active en ce point, et qui permet d'in- jecter dans le rectum les substances dont on ne veut pas confier l'absorption à la partie supérieure du tube digestif. Seulement ces lavements devraient être administrés avec un certain soin. Voici comment. — On prépa- rera deux lavements, l'un d'eau simple et de la contenance ordinaire, l'autre d'une quan- tité d'eau à peu près égale à un quart de verre, et dans laquelle on aura écrasé et, autant que possible, fait fondre le nombre de pilules qu'on se propose d'administrer. On prendra le premier lavement comme à l'or- dinaire ; il n'est destiné qu'à débarrasser l'intestin des matières qu'il peut contenir. Celui-ci une fois rendu, on prendra le second que l'on devra garder, afin que la petite quantité d'eau médicamenteuse qui le compose puisse être absorbée.

Je n'ai eu occasion de prescrire ce mode d'administration qu'une fois, chez mad. X... (page 147) dont j'ai parlé plus haut, car l'idée ne me vint pas de le prescrire chez M. J..... où l'indication de son emploi était si manifeste ; mais je ne doute pas qu'on ne puisse dans quelques circonstances en retirer de bons résultats. Seulement il faudrait peut-être augmenter un peu les doses, l'eau pouvant ne pas être entièrement absorbée, ou quelques fragments de pilules adhérer à la seringue, et se perdre dans la préparation du lavement.

§ VIII. De la guérison radicale de la goutte par les pilules de Lartigue.

Peut-on guérir radicalement la goutte par l'emploi continué des pilules de Lartigue ?

n'y a-t-il pas un mode d'administration qui permette de prévenir le retour des accès, comme il en est un qui les enraye, lorsqu'ils sont déclarés?—Telles sont les deux questions qui m'ont été souvent adressées, et auxquelles je me propose de répondre dans ce paragraphe.

Reportons-nous à ce que j'ai dit, en commençant ce livre, sur la nature et les causes de la goutte. La goutte n'est point une maladie locale, mais bien une modification de l'organisme tout entier; elle ne reconnaît pas, comme beaucoup d'autres affections, une cause unique, qui agit momentanément sur l'économie, et qui une fois détruite, n'exerce plus aucune influence; elle est le résultat d'un certain nombre de conditions particulières, qui en se combinant entre elles, finissent par amener un état général, en vertu duquel apparaissent de temps en temps les phénomènes inflammatoires dont l'ensemble et la succession constituent ce qu'on appelle une attaque de goutte. — Guérir une attaque,

en dissipant la rougeur, le gonflement, la
douleur et la fièvre qui la caractérisent, ce
n'est pas guérir la goutte, car c'est ne s'attaquer qu'aux symptômes sans combattre la
cause qui les a fait naître. Pour qu'un traitement fût réellement efficace contre la goutte
elle-même, c'est-à-dire contre la disposition
générale dont l'accès n'est que la manifestation, il faudrait que ce traitement eût pour
effet de soustraire l'organisme aux modifications qui ont produit cette disposition générale?—Un tel résultat peut-il être obtenu
dans tous les cas, et par une seule et même
médication? Je me hâte de répondre par la
négative.—Qu'on recherche attentivement
les causes de la goutte chez trois individus,
et l'on arrivera le plus souvent à les trouver
très-différentes les unes des autres. Le premier, homme fort, gras, dans de belles conditions de fortune, aimant le luxe de la table,
appartenant à une famille de goutteux, offrira
réunies les deux influences de l'hérédité, et
d'une alimentation trop riche. L'autre, mai-

gre, doué d'une excitabilité extrême, sans antécédents de famille qui permette d'invoquer l'influence de l'hérédité, vivant très-sobrement, mais livré sans cesse aux travaux de l'esprit, ne faisant aucun exercice, ne nous laissera guère la possibilité d'accuser d'autres causes que cette surexcitation nerveuse constante, et ce manque absolu d'exercice. Chez le troisième enfin, l'examen le plus attentif ne parviendra à découvrir, comme ayant pu produire la diathèse goutteuse, que la suppression journalière de la transpiration cutanée, combinée avec l'hérédité. Peut-on croire, en bonne logique, que chez ces trois individus, la même médication, et à plus forte raison le même médicament, suffira pour guérir la goutte ? Ne voit-on pas que la diversité des causes devra avoir pour conséquence nécessaire la diversité des traitements, et que les pilules de Lartigue, pas plus qu'aucun autre remède, ne parviendra à procurer une guérison radicale ? Que pourront par exemple les pilules de Lartigue contre l'influence de l'hérédité, une alimentation trop substantielle; un système nerveux très-développé? —De telles dispositions ne se modifient pas par l'administration d'un purgatif ou d'un diurétique; si quelque chose peut les changer, c'est une hygiène bien raisonnée et rigoureusement suivie. La guérison de la goutte, si elle est possible, est une affaire de toute la vie, au lieu d'être une affaire d'un jour. Régime, climat, habitude, exercice, affections morales, vêtements, etc., tout doit concourir à la fois au traitement; et ce n'est pas trop, car le résultat que l'on veut obtenir est immense, il ne s'agit de rien moins, en effet, que d'étouffer une disposition héréditaire, de changer la manière d'être d'un système nerveux, de rétablir des sécrétions suspendues, de régulariser le jeu de fonctions laissées inactives, et de diriger l'alimentation dans tel sens plutôt que dans tel autre : résultat éminemment complexe, qu'il y aurait folie à demander à un seul agent médical, et que les ressources de l'hygiène peuvent seules procurer d'une manière plus ou moins complète.

L'hypothèse la plus généralement admise sur la nature de la goutte, est que cette affection réside dans une disposition spéciale de l'économie en vertu de laquelle certaines subtances abondamment sécrétées, cessant d'avoir cours par les urines et les sueurs, s'accumulent jusqu'au jour où l'excès de leur accumulation détermine une crise, qui ne cesse elle-même que lorsque d'abondantes évacuations les chassent au dehors. Une attaque de goutte n'est donc qu'un effet, et, en la dissipant, on ne dissipe point la cause. Les pilules de Lartigue, dans le cours d'une attaque aiguë, ne font que venir au secours de la nature, en provoquant plus tôt que la nature ne l'eût fait ces évacuations critiques, par lesquelles se juge un accès; mais elles ne changent rien à l'état général. Il ne faut pas croire cependant que leur emploi soit complétement inutile dans l'intervalle des crises. Tous les auteurs ont reconnu l'utilité qu'il y a pour les goutteux à se purger de temps en temps. Admettant que l'attaque ne se déclare que lorsqu'il s'est fait dans l'économie un amas d'une certaine quantité de matériaux qui auraient dû être éliminés, expliquant même ainsi le retour des attaques à des intervalles à peu près égaux, ils ont été conduits à penser qu'en débarrassant chaque mois l'organisme par des évacuations abondantes, ils arriveraient peut-être à prévenir les crises, ou tout au moins à les rendre moins fréquentes ; et sur ce point les résultats de la pratique ont pleinement sanctionné les inductions de la théorie. Il est aujourd'hui prouvé que les purgations répétées tous les quinze jours ou tous les mois sont un des meilleurs moyens prophylactiques que les goutteux puissent employer. A. Leroy, auquel la science doit un excellent manuel sur la goutte, dit avoir vu les plus heureux effets de leur administration. « Ce sont en « général, dit-il, les meilleurs moyens d'éloi- « gner et d'altérer les accès de cette maladie.

« J'ose assurer, d'après une longue expé-
« rience, que les goutteux qui sont fidèles
« chaque mois à de légers laxatifs, n'ont que
« des accès de goutte très-modérés ; je pour-
« rais citer ici des exemples nombreux, et
« plusieurs entre autres d'hommes célèbres
« et voués à des occupations d'état, qui étaient
« dans l'année attaqués de plusieurs accès de
« goutte qui les forçaient à garder le lit ou
« au moins leur chambre, et qui, depuis cet
« usage, n'ont pas interrompu leurs occupa-
« tions publiques et privées, internes et ex-
« ternes. — Ce moyen très-simple donne une
« détermination à la matière goutteuse vers
« le canal intestinal ; et j'ai quelquefois ob-
« servé qu'à l'époque où les malades devaient
« prendre le laxatif dont ils faisaient usage
« depuis plusieurs années, la nature leur
« donnait spontanément un petit dévoiement
« d'une matière grisâtre qui semble être l'u-
« rée, ce qui les dispensait dans ce mois de
« prendre le purgatif. » — Les pilules de Lartigue peuvent être employées pour déterminer

ces évacuations mensuelles. J'ai vu plusieurs goutteux qui s'étaient soumis eux-mêmes à ce mode d'administration, et qui s'en trouvaient fort bien ; je l'ai également prescrit plusieurs fois avec succès. Dans ces cas, il suffit de 4 à 6 pilules prises en un jour, sans qu'il soit nécessaire d'en continuer l'emploi les jours suivants : ce nombre détermine trois à quatre selles, ne laisse aucune espèce de fatigue, et n'oblige même pas à suspendre les occupations journalières.

CHAPITRE III.

HYGIÈNE DES GOUTTEUX.

———

Les considérations émises dans le paragraphe précédent montrent toute la valeur que je donne aux moyens hygiéniques.
« Ces moyens, dit M. Réveillé-Parise, sont
« d'autant plus importants à connaître, qu'on
« peut les considérer tout à la fois comme
« curatifs et comme préservatifs. Employés
« seuls, ils peuvent suffire à diminuer beau-
« coup le mal, sinon à le guérir entièrement,
« tandis que sans eux *aucun remède* ne peut
« avoir une efficacité constante et réelle. »
—Il serait à désirer que tous les goutteux
fussent bien pénétrés de la vérité de ces paroles : on n'aurait pas à constater ces infrac-
tions fréquentes aux préceptes les plus simples

de l'hygiène, qui souvent découragent le médecin autant qu'elles nuisent au malade. — « Y pensez-vous, dit un docteur en en- « trant chez un de ses clients qu'il trouva « mangeant une large tranche de jambon « arrosée d'excellent vin ; y pensez-vous ? Rien « n'est plus mauvais pour la goutte. — Cela « peut être, répondit le malade ; mais rien « n'est meilleur pour le goutteux. » — On peut diviser les goutteux en deux classes. Les uns, vivant en guerre ouverte avec leur affection, loin de s'imposer aucune espèce de régime, ne reculent devant aucun excès ; mettant à profit les courts instants de répit que leur laisse la goutte, ils mangent et boivent avec une insouciance outrée, et dont ils finissent tôt ou tard par être victimes, car la goutte pardonne rarement ces insurrec- tions répétées. A leur avis, un bon repas, une journée de plaisir sont autant de pris sur l'ennemi ; s'appuyant sur ce que les pri- vations les plus austères ne leur donneraient pas une guérison complète, ils refusent le

calme plus ou moins long qu'ils pourraient
acheter au prix de quelques concessions. Les
autres, au contraire, pèchent par l'excès op-
posé : martyrs d'eux-mêmes lorsqu'ils ne le
sont pas de la goutte, ils se soumettent au
régime le plus sévère; il n'est pas de privations qu'ils ne s'imposent, pas de conseils
qu'ils ne soient prêts à suivre, de moyens
qu'ils ne veulent essayer. Leur santé générale
en souffre, leurs forces se perdent; et ce
qu'il y a souvent de plus triste, c'est que,
malgré cela, leur disposition goutteuse n'en
est pas modifiée, et leurs accès ne perdent
ni de leur fréquence ni de leur intensité.
Il ne suffit pas en effet de s'imposer un régime pour se débarrasser de la goutte, il
faut encore que l'indication de ce régime dé-
coule d'une étude approfondie et d'une connaissance parfaite des causes de la goutte. Qu'im-
portent, par exemple, les privations exces-
sives pour l'homme sobre, qui n'a jamais fait
d'excès, qui ne doit sa goutte qu'à l'influence
d'une prédisposition nerveuse ? elles n'auront

pour lui d'autre résultat que de l'affaiblir davantage, et de le rendre plus impressionnable encore à l'action des autres causes qui peuvent agir sur lui.

Entre ces deux extrêmes, du malade trop insouciant et du malade trop soucieux de lui-même, il est un juste milieu que l'homme sensé doit choisir. Il faut savoir faire à l'hygiène les concessions modérées qu'elle exige ; il ne faut pas surtout, parce qu'elle ne peut pas tout donner, refuser ce qu'il est de son pouvoir d'accorder. Je vais passer en revue, dans autant de paragraphes successifs, les différents moyens dont l'emploi fait avec soin et appliqué avec persévérance peut atténuer de plus en plus la violence de la maladie ; de leur ensemble ressortira ce que j'appelle *l'hygiène des goutteux.*

---

§ Ier. Régime alimentaire.

On a toujours fait jouer un grand rôle au régime dans le traitement de la goutte. L'opinion des gens du monde et de la plupart des médecins étant que la cause principale, et même unique de cette affection, réside dans l'usage quotidien d'aliments trop abondants et surtout trop nutritifs, il était naturel d'accorder une importance extrême au mode d'alimentation des goutteux. A mon avis cette importance a été exagérée. Je ne prétends pas qu'il soit indifférent de se soumettre à tel ou tel régime, de faire usage de telles substances plutôt que de telles autres ; mais je crois qu'on va souvent trop loin dans les privations qu'on impose aux goutteux, et surtout qu'il est des cas où l'on n'a rien à espérer de modifications apportées au régime, quelque profondes que soient ces modifications. Que l'homme qui a toujours vécu dans l'abondance, qui a fait un usage quotidien de boissons alcooliques ou de viandes fortement animalisées, qui offre tous les attributs de la constitution goutteuse, un teint vif et coloré, un embonpoint prononcé, apporte des changements à sa manière de vivre, et en retire des avantages, je le conçois; mais que pourrait en espérer le goutteux qui a toujours sobrement vécu, qui n'a jamais fait aucune sorte d'excès, dont la table n'a jamais réuni que les viandes et les légumes qui concourent à notre alimentation habituelle dans les conditions ordinaires de la santé, et qui trouve les causes de sa goutte dans les autres particularités de sa vie, par exemple, dans l'hérédité, dans le passage d'une existence active à une vie calme et sans exercice, comme il arrive pour tant d'anciens officiers, de marins? etc. La nécessité d'un régime sévère dans le traitement de la goutte n'a rien d'absolu; elle est subordonnée à la nature des causes de cette affection : que les goutteux s'interrogent eux-mêmes, qu'ils recherchent dans leur vie passée les circonstances qui ont pu amener ou favoriser chez eux l'apparition de la goutte; s'ils trouvent parmi celles-ci l'habitude d'une alimentation trop forte, qu'ils y renoncent, rien de mieux; mais, dans le cas contraire, qu'ils se bornent

à une grande régularité, et une grande mo-
dération dans leur repas, et qu'ils ne se condamnent pas à des privations sans cesse re-
naissantes, que l'homme fort et trop bien
nourri supporte avec avantage, mais qui chez
eux n'auraient d'autre résultat que d'augmenter leur maigreur et d'amener un dépéris-
sement fâcheux. J'ai vu plusieurs goutteux,
dans l'espoir d'obtenir une guérison radicale,
arriver, à force de privations, au point de
faire naître des craintes sur leur santé générale, et de rendre nécessaire la prescription
d'un régime tonique et fortifiant.

Le régime animal convient peu aux goutteux : cependant je ne pense pas qu'on doive
jamais se soumettre à une alimentation exclusivement végétale ; l'estomac s'y habitue dif-
ficilement, et même beaucoup de goutteux
ne peuvent la supporter ; elle détermine des
flatulences continuelles, des douleurs et des
tiraillements qui simulent assez bien une gas-
tralgie. Un régime mixte, avec prédominance
des végétaux, est certainement celui qu'on

adopte de préférence; seulement il faut apporter quelques soins au choix des viandes que l'on y fait entrer, car toutes les viandes ne doivent pas figurer indifféremment sur la table des goutteux. Les viandes noires, azotées à un haut degré, qui, sous un petit volume, fournissent au corps d'abondants matériaux de réparation doivent en être impitoyablement exclues; il en est de même, mais toutefois avec moins de rigueur des viandes fortes de boucherie; celles qui peuvent y figurer sans inconvénients sont les viandes blanches, *le poulet, le veau, le mouton, l'agneau,* etc. La chair de ce dernier, surtout lorsqu'il est très-jeune, jouit de propriétés relâchantes et rafraîchissantes, qui doivent le faire rechercher des goutteux; celle du *lapin* est dans le même cas; elle est légèrement laxative, du moins pour certaines personnes. *Le chapon, la dinde, le dindon,* quoique rangés parmi les viandes blanches, constituent des aliments trop réparateurs pour pouvoir entrer dans l'alimentation habituelle des goutteux. La chair de *l'oie*, comme celle du *porc*, sont trop lourdes, trop indigestes, et en même temps trop nourrissantes. Les *pieds de veau, de mouton, de cochon*, fournissent, au contraire, une nourriture saine et douce, quand ils sont cuits et assaisonnés avec soin.

Le *chocolat* forme une alimentation excellente, et je ne puis que m'associer à ce qu'en dit M. le docteur Roques. — « Le chocolat pris la matin à déjeuner est, pour ceux qui en ont l'habitude et qui le digèrent bien, un aliment aussi sain que délicieux, surtout lorsqu'il est légèrement imprégné de vanille. Il ne suffirait point pour soutenir les forces, si l'on avait un travail manuel à exécuter, une longue excursion à faire, comme une partie de chasse ; mais l'homme de lettres, le savant, l'artiste, ceux qui se livrent aux travaux assidus de l'esprit, qui exercent des fonctions difficiles, s'en trouveront à merveille, et l'organe de la pensée n'aura pas à s'émouvoir du trouble de l'estomac. » —On peut en dire autant des *œufs*. Les œufs sont une ressource précieuse pour nos tables, et un excellent aliment : « Il n'y en a pas, dit Aulagnier, de plus restaurant, de plus délicat, de plus facile à digérer, et de plus sain, que les œufs bien frais à la coque. »

Le *lait* convient parfaitement aux tempéraments nerveux et irritables, et par conséquent aux goutteux. M. Réveillé-Parise en fait un grand éloge.—« Participant en quelque sorte, dit-il, du règne animal et végétal, rien de plus salutaire aux goutteux que cet aliment boisson. J'en ai vu qui se nourrissaient exclusivement de lait, et n'avaient qu'à se louer de cette méthode. Qui n'a pas vu, il y a quelques années, à Paris, le vieux général H... faisant porter, dans toutes les maisons où on l'invitait à dîner, sa grande bouteille de lait, dans laquelle on avait fait bouillir de l'ail? Il attribuait à cette dernière substance une vertu antigoutteuse toute particulière, se donnant lui-même pour exemple de l'efficacité de ce remède. Il fut bien étonné quand je l'assurai

que de pareils éloges n'étaient véritablement
dus qu'au lait, et que bien des goutteux éprou-
vaient la même amélioration que lui par l'emploi soutenu de la diète lactée. Au reste,
quelque convenable que soit le lait, il faut
remarquer que tous les estomacs ne peuvent
le supporter. Bien plus, dans le cas de tolérance gastrique pour cet aliment, il est convenable de s'y accoutumer graduellement.
S'il y a des aigreurs dans l'estomac, il sera
bon de prendre de temps en temps quelques
doses de magnésie, soit en poudre, soit en
pastilles, quelquefois d'ajouter au lait, dans
la même intention, un peu d'eau de chaux
seconde. Quant aux espèces de lait, celui
de vache, pur et frais, doit être préféré.
Cependant, dans le cas d'épuisement total,
autrement dit de *cachexie goutteuse*, le lait
d'ânesse pris à haute dose, et pour toute
nourriture, serait le plus convenable. »
J'ajouterai que, le lait d'ânesse étant lourd
pour certains estomacs, et d'une saveur qui
ne plaît pas toujours, il convient de verser

dans chaque tasse une cuillerée à bouche de sirop de fleurs d'oranger.

Les *pâtisseries* et les *entremets sucrés*, surtout ceux qui sont faits avec la fécule de pommes de terre, peuvent sans inconvénients, quoique substantiels, entrer dans le régime des goutteux. Quelques-uns cependant sont indigestes, lorsqu'ils sont faits de pâte seule; ils se digèrent beaucoup mieux quand ils renferment des fruits cuits en compote ou en marmelade. — Le *macaroni* donne une alimentation trop substantielle et trop réparatrice, pour pouvoir se trouver autrement qu'exceptionnellement sur la table des goutteux. — Le *miel* leur conviendrait parfaitement, s'il possède en effet les qualités qu'on lui prête. Il est laxatif, et, en outre, dit-on, il pousse aux urines. Mangé avec le pain, il constitue pour quelques personnes une nourriture agréable.

Les nombreuses variétés de *poissons* qu'on sert journellement sur nos tables forment un genre spécial d'alimentation qui convient assez aux personnes atteintes de la goutte, quoique dans des limites plus restreintes que les viandes blanches. Ils ne sont pas plus nourrissants qu'elles, mais ils ont des propriétés légèrement excitantes que les viandes n'ont pas, et qui, si l'on en faisait un trop fréquent usage, pourraient à la longue avoir une fâcheuse influence. Comme le dit avec raison M. Gaubert dans son excellent ouvrage sur l'*Hygiène de la digestion :* « Il y a au fond « de toute alimentation par le poisson, une « pointe de stimulation particulière que ne « présentent pas le poulet au gros sel, le « bœuf bouilli, par exemple. » Chacun sait d'ailleurs que la chimie à découvert dans les différentes substances qui composent les tissus des poissons quelques traces de phosphore.

La *sole* est de tous les poissons celui que les goutteux doivent manger le plus souvent. Vient ensuite le *grondin,* le *carrelet,* dont la chair blanche et molle offre un aliment délicat, de bon goût, et de facile digestion; la *truite,* si justement estimée ; l'*alose,* un peu lourde pour certains estomacs ; la *morue*, aliment tendre, succulent, assez facile à digérer ; le *brochet*, parfois indigeste, lorsqu'il vient des étangs ; plus agréable, et d'une plus facile digestion, quand il vient de rivière : ses œufs, dit-on, purgent assez fortement. La *carpe*, malgré sa chair molle, est assez pesante ; ses œufs sont indigestes. La *lamproie*, le *maquereau*, le *saumon*, quoique étant d'excellents poissons, sont trop substantiels, et trop lourds. Les *crevettes*, ont, comme tous les crustacés, comme le *homard*, les *écrevisses*, etc., une chair nourrissante, compacte et de difficile digestion ; en outre elles appartiennent à l'alimentation chaude, aphrodisiaque, dit-on ; elles sont, pour tous ces motifs, à rayer de la carte des goutteux. — Les *moules* peuvent entrer dans leur alimentation, car elles sont d'assez facile digestion et peu réparatrices ; il faut savoir seulement qu'elles offrent parfois des propriétés vénéneuses, qui doivent rendre circonspect dans leur emploi.

Les *huîtres* se digèrent bien, nourrissent peu ; mais on les dit aphrodisiaques.

La matière séminale des poissons, la *laitance*, est un aliment délicat, assez recherché, mais dont les goutteux doivent être fort sobres, car il est nourrissant, et renferme, comme l'analyse chimique l'a prouvé, quelques traces de phosphore.

Les végétaux sont de tous les aliments ceux que les goutteux doivent préférer. Il en est quelques-uns auxquels on a cru pouvoir reconnaître des propriétés antigoutteuses, tant ont été grands les avantages qu'on a retirés de leur emploi. De ce nombre sont les fraises. On a cité plusieurs observations, et notamment celle de Linné, qui tendraient à faire croire à la guérison de la goutte par leur usage abondant. C'est évidemment aller trop loin : les fraises ne guérissent pas la goutte ; mais elles peuvent amener quelque soulagement, au même titre que la plupart des autres végétaux : c'est une nourriture douce, rafraîchissante, relâchante, dont on ne saurait assez recommander l'usage. Il en est de même des *framboises*, qu'on peut leur associer.

Les *haricots* en grains sont lourds et nourrissent beaucoup. Les *haricots verts* sont bien préférables ; c'est une alimentation légère et peu réparatrice. La *lentille* nourrit également beaucoup, du reste comme tous les végétaux farineux. Elle se digère mieux en purée que lorsqu'on lui a conservé son enveloppe. Les mêmes remarques s'appliquent aux *pois secs*. Les *pois verts*, *petits pois*, plaisent à peu près à tout le monde ; ils nourrissent peu, et se digèrent assez bien. — La *pomme de terre* est le meilleur de tous les farineux ; elle est légère, de facile digestion, et ne produit ni flatuosités, ni pesanteur. Le *riz* ne peut être servi que de loin en loin sur la table des goutteux, car il est éminemment réparateur, et jouit de propriétés légèrement astringentes. — L'*asperge* nourrit assez bien, et se digère facilement. On lui accorde deux propriétés qui doivent la faire rechercher : on dit qu'elle exerce une action sédative sur la circulation, et qu'elle augmente la quantité des urines, en même temps qu'elle tient le ventre libre. —— Le *chou*, pour ne pas incommoder, exige un estomac robuste ; mais, à part cela, il est peu nourrissant, et, comme tel, peut être maintenu dans le régime des goutteux qui le supportent bien. Il n'en est pas ainsi de la *choucroute*, qui est, il est vrai, plus digestible, mais en même temps plus nourrissante que les choux qui n'ont pas fermenté. L'*artichaut* cru fatigue l'estomac ; il n'en est plus de même quand il est bouilli ; c'est, au surplus, la seule forme sous laquelle les goutteux doivent en user, car, lorsqu'il est farci, il acquiert des propriétés stimulantes qui doivent le faire rejeter. Les *salsifis*, le *céleri cuit*, le *chou-fleur*, l'*oseille* conviennent parfaitement dans la goutte. La même remarque s'applique aux *épinards*, qui, tout en nourrissant peu, rafraîchissent et remédient à la constipation. Voici l'éloge qu'en fait le docteur Roques dans son *Traité des plantes usuelles* · —

« Les hommes emportés, irascibles, violents, impatients, hargneux, d'un caractère difficile, doivent admettre dans leur rigime alimentaire les plantes oléracées, d'une nature douce, relâchante, le laitage, les fruits succulents, sucrés ou légèrement acides. On ne saurait croire combien le régime influe sur nos passions, nos penchants, notre caractère. Quelques cuillereés d'épinards vous rendent plus bienveillant, plus doux, plus aimable ; vous caressez vos amis, vos enfants, votre femme ; la paix, le bon accord règnent chez vous. La veille, vous aviez mangé du gibier, vous aviez bu du vin de Madère, vous aviez pris du café, du rhum ou de l'eau-de-vie ; votre air était sombre, menaçant, un seul mot eût réveillé votre colère. »

Les *truffes* ne conviennent pas aux goutteux : elles sont nourrissantes, indigestes, aphrodisiaques. Un médecin qui a écrit un traité sur la goutte, Hector Chaussier, prétend trouver la cause de cette affection dans l'usage de la truffe. Ce n'est là qu'un paradoxe, mais qu'un homme d'esprit pourrait encore soutenir.

On prête au *navet* des propriétés aphrodisiaques qui devraient rendre les goutteux très-sobres de son emploi, si elles étaient réelles, mais il n'y a rien de prouvé à cet égard. On le dit aussi venteux, mais sans plus de raison peut-être. Quoi qu'il en soit, c'est un excellent légume, d'un goût agréable, d'une assez facile digestion, et qui peut servir de temps en temps à varier le régime des goutteux.

La salade, quelle qu'elle soit, *laitue, mâche, pissenlit,* peut entrer fréquemment dans l'alimentation des personnes que la goutte tourmente ; elle rafraîchit, relâche même, et sans fournir au corps d'abondants matériaux de réparation. Il n'en est pas de même des *radis,* des *raves,* des *raiforts,* qui doivent en être bannis à peu près complétement : ils sont lourds, et occasionnent presque toujours des vents et des renvois.

La chair aqueuse et parfumée du *melon* rafraîchit et calme la soif ; elle détruit aussi la constipation. M. Ségalas la conseille aux personnes atteintes de gravelle, comme douée d'une action spéciale sur les reins et la vessie. Le lien qui unit les affections calculeuses et les affections goutteuses permet d'étendre cette action sur ces dernières maladies, et de conseiller l'usage du melon aux goutteux. Il ne faudrait cependant pas aller jusqu'à l'excès ; l'abus du melon affaiblit les forces digestives, occasionne la fièvre et la diarrhée. — Le melon est lourd pour certains estomacs ; le cantaloup à chair rougeâtre est le plus facile à digérer.

Des fruits bien mûrs sont d'excellents aliments pour les goutteux ; ils sont utiles aux tempéraments échauffés et nerveux qu'ils relâchent ; la plupart jouissent, en effet, de propriétés légèrement laxatives, tels sont, par exemple, les *raisins*, les *abricots*, la *pêche*, la *poire* crue, la *prune*, et surtout la marmelade qu'on prépare en faisant cuire ce dernier fruit. Les fruits acidules, la *groseille*, l'o-

range, la *cerise*, nourrissent beaucoup moins que les fruits mucoso-sucrés, les raisins, les *figues*, les *dattes;* ils perdent leur acidité par la cuisson, et deviennent alors beaucoup plus réparateurs. Quelques-uns, comme la *nèfle*, le *coing*, ont des propriétés astringentes qui doivent les faire repousser ; quelques autres, comme les *noix*, les *noisettes*, les *amandes*, sont lourds et indigestes.

Beaucoup de goutteux croient devoir se condamner à une abstinence complète de vin, de liqueur, de café, etc., et se mettre, pour le reste de leur vie, au régime de l'eau. Je ne crois pas cela nécessaire ; il est même beaucoup d'estomacs qui ne s'accommodent pas d'un semblable régime. Un peu de vin est souvent utile pour favoriser la digestion, et conserver aux organes, chargés d'accomplir cette fonction, le degré de stimulation nécessaire pour leur complète régularité. Il faut seulement s'attacher à ne choisir que des vins peu chargés d'alcool : les rouges conviennent mieux sous ce rapport que les blancs ; ceux de Bourgogne , et surtout de Bordeaux, doivent être **préférés**. Inutile d'ajouter qu'ils doivent toujours être largement étendus d'eau. La *bière* ne peut être préjudiciable aux goutteux ; seulement comme elle engraisse beaucoup , il faudrait , dans le cas où on la substituerait à l'usage habituel du vin , l'étendre de moitié d'eau. Quant aux *liqueurs,* ce ne serait qu'exceptionnellement, et à de longs intervalles, qu'on pourrait se permettre d'en prendre une très-petite dose à la fin du repas , et encore faudrait-il toujours choisir les liqueurs douces, et éviter celles qui, comme le *rhum,* l'*eau-de-vie,* le *kirsch,* etc., déterminent une très-vive excitation. J'ai déjà dit ce que je pensais du café ; on ne doit en continuer l'usage que lorsqu'on en a contracté l'habitude depuis longtemps déjà , et qu'il y aurait privation réelle à en suspendre l'emploi ; dans ces cas mêmes, il faudrait ne jamais le prendre pur : à cet état, c'est un stimulant énergique, qui ne peut que contribuer à entretenir et souvent à accroître ce développement excessif du système nerveux qu'on observe chez presque tous les goutteux.

Pour avoir quelque efficacité, un régime, établi d'après les remarques que je viens d'exposer, a besoin d'être suivi avec persévérance. Le traitement de la goutte devient alors une affaire de tous les jours, et exige de celui qui l'entreprend une soumission complète. « Si, de temps à autre, dit M. Reveillé-Parise, on est conduit à s'écarter un peu de la ligne tracée, que ce soit rarement, et en ne perdant jamais de vue les conseils de la prudence. La médecine, ou du moins la bonne médecine, n'est ni trop austère, ni pédante, ni tyrannique. »

---

§ II. Exercice.

Médecins et goutteux sont à peu près d'accord sur l'heureuse influence que peut avoir un exercice régulier et de tous les jours sur

le retour de la goutte ; chacun connaît et répète les vers du bon La Fontaine :

> . . . . . Goutte bien tracassée
> Est, dit-on, à moitié pansée.

Bien peu de malades consentent cependant
à consacrer chaque jour une ou deux heures
à l'emploi de ce puissant moyen hygiénique.
On fait bien de temps en temps un peu
d'exercice; mais on ne le fait pas avec la régularité qui peut seule le rendre efficace. Il
ne suffit pas de se fatiguer aujourd'hui pour
se reposer ensuite pendant une semaine entière ; il faut s'astreindre à une promenade
journalière, la mettre au rang de ses occupations de tous les jours, et la considérer
comme assez importante pour ne jamais être
omise, à moins d'un temps trop mauvais.
L'exercice produit chez les goutteux deux effets salutaires : il entretient le jeu des articulations, s'oppose à la roideur dont elles tendent sans cesse à devenir le siége, et favorise

la disparition de ce gonflement qui persiste si souvent après l'accès. En outre, il exerce une action générale des plus heureuses; il provoque la transpiration cutanée, active la circulation, et maintient l'énergie vitale de la peau. Ici cependant, comme en toute chose, il ne faudrait point pousser jusqu'à l'excès. Chacun doit consulter ses forces, et ne se soumettre qu'à un exercice en rapport avec elles. La fatigue, en pareille circonstance, est toujours inutile, quelquefois même préjudiciable. Que les goutteux, sur ce point d'hygiène, s'inspirent de l'exemple que leur donnent certains employés, qui, connaissant la fâcheuse influence que la vie sédentaire peut exercer sur leur santé, ont le soin de choisir une habitation assez distante du lieu de leurs occupations, et s'obligent ainsi à faire chaque jour, sans fatigue et sans contrainte, une promenade assez longue. Guilbert raconte l'histoire d'un goutteux qui s'astreignit pendant plusieurs années à venir de Passy pour régler sa montre au cadran des Tuileries, et qui s'en trouva très-bien. Que ses confrères en goutte l'imitent, qu'ils s'imposent comme lui le parcours journalier d'un certain trajet, et peu de semaines suffiront pour les mettre à même de sentir tout ce qu'une pareille disposition a d'efficace.

Quoique l'*exercice passif* que procure la voiture soit beaucoup moins avantageux, il faudrait cependant s'en contenter s'il y avait impossibilité absolue de marcher. Tout défectueux qu'il est, cet exercice vaut encore mieux que l'état sédentaire. L'équitation serait préférable, si elle était possible. Enfin si ces différents moyens d'exercice étaient impraticables, il faudrait se promener dans sa chambre, et, comme le dit M. Reveillé-Parise, faire une lieue par jour sur son parquet. Cet auteur emprunte à Loubet le fait suivant, qui achèvera de faire ressortir l'importance de l'exercice dans le traitement de la goutte. « Une dame de distinction était obligée, par état, de tenir maison, d'avoir table ouverte, grand jeu, et cette obligation avait fait mettre de côté tous ses amusements, et notamment toute sorte d'exercice. Sa santé fut bientôt altérée, les mouvements du corps et des membres devinrent impuissants, le sommeil l'abandonna, les souffrances l'assiégèrent de toutes parts, chaque jour, en un mot, hâtait le chemin qu'elle faisait vers le tombeau. Elle fit ses réflexions, prit un parti ferme, et bien résolu. Sa situation était d'autant plus fâcheuse, qu'elle ne pouvait pas aller en voiture, ni monter à cheval, encore moins aller à pied. L'expédient qu'elle imagina fut de faire construire à son usage un métier à bas. Elle le fit placer chez elle, prit un maître pour lui apprendre ce travail, qui, à la vérité, fut pénible dans le commencement. Mais elle brava courageusement cet obstacle, et, malgré ses tourments, elle continua l'exercice qu'elle s'était imposé. Peu à peu ses jambes, ses pieds, ses bras et ses mains reprirent de la liberté d'action, les forces revinrent et la santé se rétablit. Mais cette dame n'oublia point qu'elle la devait à l'exercice continu;

elle va exactement tous les jours à la promenade, et elle vit sobrement. »

---

§ III. Habillements. — Frictions sèches. — Hydrothérapie.

Les différents moyens hygiéniques que je
réunis dans ce paragraphe concourent à remplir la même indication que l'exercice, et, sans
avoir peut-être toute son importance, méritent cependant aussi d'être pris en grave considération. Tous trois agissent directement
sur la peau, en favorisent la sécrétion perspiratoire, en conservent la souplesse, et y ra-
mènent la circulation capillaire. Aucun d'eux
ne doit être négligé.

C'est un grand point pour les goutteux que
de se bien vêtir : tous savent combien il leur
importe de se défendre des variations atmosphériques ; aussi presque tous ont-ils le soin
de porter sur eux de la flanelle. C'est une excellente précaution : la flanelle a de nombreuses qualités ; elle maintient la chaleur du

corps, excite la peau par des frictions douces et prolongées, et absorbe promptement la sueur. On a tenté d'élever quelques objections contre son emploi; on a dit qu'elle irritait la peau, qu'elle nuisait à la propreté en s'empreignant de matières animales, enfin, qu'elle n'aboutissait qu'à rendre la peau plus impressionnable. Aucune de ces objections n'est réelle. Le contact de la flanelle a, dans les premiers temps, quelque chose de trop vif pour certaines personnes; l'usage le fait bientôt disparaître, et quelques jours suffisent ordinairement pour s'y habituer. Quant à la malpropreté qu'elle entretient, dit-on, à la surface du corps, rien n'est plus facile que de la prévenir en changeant assez souvent de flanelle, et, par exemple, tous les huit ou dix jours. Reste le reproche d'augmenter la susceptibilité de la peau, au point qu'il devient ensuite dangereux de s'en passer. Ce reproche, il faut en convenir, est un peu fondé; mais il ne prouve qu'une chose, c'est qu'il ne faut pas adopter à la légère l'usage de la flanelle, et qu'une fois qu'on s'y est habitué, il ne faut y renoncer qu'avec une extrême prudence.

Les *frictions* sèches agissent à peu près comme la flanelle, mais d'une manière plus prompte et plus efficace. C'est un moyen précieux, mais que la médecine ne sait pas utiliser comme il le mérite. Faites avec régularité, les frictions peuvent remplacer une infinité d'autres moyens qu'on emploie souvent; je ne doute pas, par exemple, qu'elles ne puissent dispenser le goutteux qui se soumet régulièrement à leur emploi de l'usage de la flanelle. Ces frictions doivent être faites soir et matin. On les pratique avec la main, avec la flanelle, ou mieux encore avec une brosse, dont la dureté doit être proportionnée aux effets qu'on veut obtenir. On les continue jusqu'à ce que la peau soit légèrement rouge, mais sans aller jusqu'à déterminer la douleur. Leur siége habituel est le haut du corps, les épaules, les reins et les extrémités inférieures. On peut les pratiquer soi-même;

mais, comme il faut qu'elles soient faites avec une certaine rapidité pour que le corps n'ait pas le temps de se refroidir, il vaut mieux confier ce soin à une personne étrangère. Saint-Clair fait à ce sujet la réflexion suivante : « Combien n'y a-t-il pas de riches « propriétaires qui entretiennent à grands « frais plusieurs valets pour frotter et étriller « leurs chevaux, et qui gagneraient peut-être « bien des années de vie et de santé à en « consacrer un à leur rendre deux fois par « jour à eux-mêmes cet important service! » Il est inutile de dire que ces frictions doivent toujours être faites dans un lieu dont la température soit assez élevée pour que le corps, mis à nu, ne soit pas exposé aux inconvénients qui pourraient résulter d'un refroidissement trop subit et trop considérable.

Ce que je viens de dire des frictions sèches et de leur utilité me conduit à parler d'un moyen qui se rattache à une nouvelle méthode de traitement des maladies, et dont l'adoption aurait, je crois, pour la plupart des goutteux d'excellents résultats ; le moyen dont je veux parler consiste dans l'emploi de *lotions froides* sur tout le corps, et le nouveau système thérapeutique auquel ce moyen est emprunté constitue *l'hydrothérapie*. On a assez parlé en France depuis quelques années de ce singulier mode de traitement pour que j'aie lieu de le croire connu de mes lecteurs. L'hydrothérapie, c'est la science de la guérison des maladies par l'eau froide ; l'eau à l'intérieur et à l'extérieur, en lotions, en douches, en bains partiels et locaux, en un mot sous toutes les formes possibles, tels sont les seuls procédés qu'utilise cette médecine nouvelle, qui obtient, il faut le reconnaître, d'incontestables succès dans une infinité d'affections choniques. Tous ses efforts tendent à provoquer vers la peau des révulsions énergiques, de manière à amener des sueurs abondantes et à rétablir, par des moyens beaucoup plus actifs que ceux dont la science a disposé jusqu'à ce jour, la fonction perspiratoire de la peau, supprimée ou tout au moins troublée dans la plupart des maladies chroniques. Je ne crois pas que cette méthode de traitement, que son inventeur a du reste le talent de combiner avec un exercice régulier et très-violent, puisse être applicable à tous les cas de goutte, et surtout à toutes les constitutions; mais j'ai la certitude qu'il y a, parmi les procédés qu'elle emploie, une pratique qui peut être utilisée avec le plus grand profit pour le traitement hygiénique des affections goutteuses. Cette pratique que Priessnitz recommande même dans l'état de santé, et dont l'usage tend aujourd'hui à se généraliser de plus en plus en Allemagne, dans les familles riches aussi bien que dans les familles pauvres, consiste dans l'emploi de lotions froides faites chaque matin, au sortir du lit, sur toute la surface du corps. Lorsqu'il y a deux ans, le bruit des cures merveilleuses de Priessnitz se répandit en France, et que le monde médical fut mis à même de connaître les procédés

mis en usage par le pâtre de Graefenberg
(car Priessnitz, l'inventeur de cette méthode
thérapeutique, aujourd'hui riche à plusieurs
millions, n'était il y a quelques années qu'un
simple gardeur de troupeaux); quand, dis-je,
le bruit de ses cures se répandit en France,
je voulus étudier sur moi-même l'effet de ces
lotions froides, dont il recommande si vivement l'emploi. Je m'y soumis pendant plusieurs semaines chaque matin; en me levant,
je me passais rapidement une éponge légèrement imbibée d'eau sur les bras, la poitrine,
le ventre, les extrémités inférieures, et je
puis affirmer que j'en retirai un bien extrême:
après quelques minutes, la peau devenait le
siége d'une douce réaction, qui se traduisait
par un peu de rougeur et de chaleur, par une
souplesse extrême, et surtout par un sentiment
de bien-être inexprimable. Ce que j'ai ressenti
sur moi-même m'a prouvé qu'il y avait là, pour
les goutteux, la source des plus heureuses et
des plus puissantes modifications de leur état
général. Nul doute que, sous l'influence de

l'emploi régulier de ces lotions, la peau ne recouvre entièrement ses fonctions, comme organe de sécrétion, et qu'il n'en résulte pour elle une activité tout à fait nouvelle, et surtout des plus favorables. Ces lotions n'ont besoin d'être faites qu'une fois par jour, le matin, au moment du lever : la légère moiteur que présente le corps à cet instant ne contre-indique nullement leur emploi. Il ne faudrait pas craindre de supprimer par le contact de l'eau froide ce léger travail de transpiration; il ne tarde pas à s'opérer sur toute l'enveloppe cutanée une réaction assez vive, qui remédie complétement aux inconvénients que cette suppression pourrait avoir dans toute autre circonstance. Ces lotions demandent à être continuées été comme hiver; du moment où le corps en a contracté l'habitude, elles ne produisent pas d'impression plus douloureuse dans les froides matinées de l'automne ou de l'hiver que dans les chaudes journées du printemps ou de l'été. Il en est alors du corps tout entier comme de

la figure, que nous lavons chaque matin, sans
que l'impression produite par l'eau soit plus
douloureuse pour nous en été qu'en hiver. La
seule précaution à prendre, si l'on se décidait
à adopter ce moyen, serait d'en commencer
l'usage en été, afin que, lorsque l'hiver arri-
verait, le corps fût habitué depuis longtemps
déjà à ce contact journalier de l'eau froide.

Ces lotions n'auraient pas seulement pour
effet de restituer à la peau toute son énergie,
en ce qui concerne le travail de sécrétion
perspiratoire dont elle est le siége; elles la
rendraient aussi beaucoup moins sensible aux
impressions extérieures, et, sous ce rapport
encore, elles pourraient être excessivement
utiles aux goutteux. Je ne saurais donc trop
en recommander l'usage; je les crois infiniment préférables à tous les autres moyens
dont on est dans l'habitude de conseiller
l'emploi, comme la flanelle, les frictions, le
massage, non-seulement parce qu'elles en ont
les avantages, mais aussi parce qu'elles échappent à leurs inconvénients.

§ IV. Veilles, sommeil, affections morales, passions, etc.

Si l'on se reporte aux premières pages de ce volume, et qu'on se rappelle l'importance que j'ai donnée, dans la discussion des causes de la goutte, à l'influence de l'excitabilité nerveuse sur la production de la maladie elle-même, le retour de ses accès, on comprendra quel rôle je dois faire jouer, dans la thérapeutique de la goutte, aux affections morales, aux passions, aux veilles, en un mot à tout ce qui peut agir sur le système nerveux et le surexciter. L'homme ne sait pas assez la grande part qu'ont dans ses souffrances physiques les influences morales si fréquentes et si diverses auxquelles il se soumet sans cesse : il comprend l'action des agents extérieurs sur lui-même; mais il ne conçoit pas, ou plutôt il agit de manière à ne pas laisser croire qu'il conçoit que l'influence de sentiments moraux peut également agir sur sa santé, devenir la cause d'affections d'autant plus difficiles à détruire, que chaque jour tend à activer la cause qui les a produites. Cette influence du moral sur le physique n'étant pas palpable, comme l'est par exemple celle d'un courant d'air sur le corps en sueur, d'un local humide et obscur sur la santé générale, l'esprit semble presque toujours se refuser à la comprendre, et surtout à lui faire les concessions qu'une hygiène bien entendue réclame. Et cependant quoi de plus vrai, de plus sensible que cette influence? Le commerçant que le chagrin d'une faillite conduit lentement au tombeau, l'homme politique que l'ambition dévore, et met sous le coup incessant d'une affection grave, l'écrivain que ses travaux d'esprit plongent dans une excitation cérébrale constante, et qui éclate parfois sous la forme des maladies les plus tristes; la femme qui, déjà douée d'une constitution facilement impressionnable, se jette dans les plaisirs du monde, et, à force de surexcitations, finit par faire prendre à cette disposition tous les caractères d'une affection nerveuse, ne nous en offrent-ils pas chaque jour des exemples ? Où trouver ailleurs que dans la cessation absolue de toute préoccupa-tion mentale, dans le calme intellectuel le plus profond, en un mot dans une véritable lé-thargie morale, un moyen de guérison pour des maux si bizarres ? Et cependant deman-dez au commerçant d'oublier son chagrin, à l'homme politique d'abandonner ses rêves d'ambition, à l'écrivain de vivre sans pen-ser, à la femme délicate et nerveuse de re-noncer à sa vie du monde : lequel d'entre eux tous aura assez de sagesse et de force pour le tenter, quel que soit le prix dont la méde-cine promette de payer un aussi grand sacri-fice ? Les goutteux, en général, n'échappent pas à cette faiblesse de notre pauvre nature. Beaucoup reconnaissent l'influence que les affections morales exercent sur leur maladie, et bien peu cependant disposent leur vie de manière à s'y soustraire. Formulez les drogues les plus repoussantes, soumettez-les à toutes les privations du régime le plus sévère, ils les accepteront ; mais c'est en vain qu'on leur

prescrirait de laisser s'éteindre cette surexcitation perpétuelle dans laquelle leur esprit
vit sans cesse, d'échanger la vie du cabinet
contre l'existence insouciante du campagnard,
de mettre au premier rang de leurs occupations journalières une promenade de deux ou
trois heures, et de ne faire passer qu'ensuite
les rendez-vous d'affaires, les travaux du cabinet, en un mot, tout ce qui remplit l'existence ordinaire de l'homme qui occupe un
certain rang dans la société. Et cependant ce
calme de l'esprit, cette substitution de la vie
du corps à celle de l'intelligence, sont indis-
pensables à beaucoup de goutteux, et des
conditions sans lesquelles ils ne peuvent espérer aucune amélioration. Le plus grand
nombre d'entre eux sont irritables, enclins
aux mouvements d'humeur, à la colère; il en
est même qui savent par expérience qu'il
leur suffit d'une impression morale un peu
vive pour ramener une attaque : comment
veut-on, en pareils cas, obtenir quelque rémission dans le retour des crises, si l'on ne

cherche pas à dompter cette irritabilité naturelle, et si l'on ne vit pas de manière à se
soustraire à tout ce qui peut la mettre en jeu
et l'augmenter?

Mais, si l'on ne peut espérer obtenir des
goutteux un changement absolu dans leur manière de vivre, un abandon complet de toutes
les préoccupations sociales, qui agissent d'une
manière plus ou moins évidente sur le système nerveux, et qui ont une si large part
dans l'ensemble des causes qui favorisent le
développement de la goutte, il est du moins
certaines habitudes, certains actes dont on
est en droit d'exiger la suppression, ou dont
on peut tout au moins ne permettre qu'un
usage très-modéré : telles sont les veilles et
les relations sexuelles. L'influence que les
unes et les autres exercent sur le système
nerveux est trop manifeste pour que les goutteux ne se soumettent pas volontiers à la re-
commandation de n'en user que très-sobrement. Je ne crois pas, comme a tenté de le
soutenir dernièrement un médecin de Brest,

que la goutte reconnaisse pour cause unique l'abus des plaisirs vénériens, et qu'elle ait son siége dans la moelle épinière ; mais ce dont je suis convaincu, c'est que les plaisirs de l'amour ne peuvent être que très-préjudiciables aux goutteux par le retentissement profond qu'ils ont sur le système nerveux, et par les secousses qu'ils lui impriment. J'ai vu quelques goutteux tellement impressionnables qu'il suffisait d'une émotion un peu forte, d'un travail intellectuel longtemps soutenu pour ramener un accès. Il y a quelques mois encore, l'un d'eux rapportait en ma présence l'apparition d'une attaque assez violente à l'impression profonde qu'il avait ressentie en voyant Macready, le Talma de l'Angleterre, jouer le rôle de *Virginius,* dans la pièce de ce nom, et frapper sa fille d'un coup mortel sous les yeux du spectateur. Peut-on croire que lorsque des sensations provoquées à l'aide de procédés aussi défectueux que ceux qu'emploie le théâtre, et surtout le théâtre anglais, sensations qu'après tout le raisonnement dis-

sipe bien vite, produisent de tels résultats,
des commotions violentes, comme celles que
déterminent les rapports sexuels, qui éner-
vent le corps, et *foudroient* le système nerveux, après l'avoir élevé au plus haut degré
d'excitation, ne les produiront pas bien plus
facilement, surtout si l'on n'apporte pas dans
ces rapports cette extrême sobriété, qui,
même dans l'état de santé, est encore une
des conditions de leur innocuité? — Les
mêmes réflexions s'appliquent aux veilles:
elles ne sont pas innocentes pour l'homme
bien portant; elle amènent des palpitations
nerveuses, une surexcitation maladive qui
peut dégénérer en affection véritable : comment alors serait-il permis de penser qu'elles
pourraient être sans influence fâcheuse sur
une constitution atteinte déjà d'une affection
à laquelle le système nerveux ne reste pas
étranger ?

DEUXIÈME PARTIE.

Rhumatisme.

RHUMATISME.

L'expression de *rhumatisme* est, comme celle de goutte, et plus qu'elle encore peut-être, une de ces expressions impropres dont la médecine aurait dû faire justice depuis longtemps déjà. On comprend en effet, sous cette dénomination, toute une série d'affections qui, bien que présentant certains caractères, je dirai presque certains traits de famille qui dénotent leur communauté d'origine et leur parenté, offrent cependant des différences qui obligent à les distinguer les unes des autres. Les caractères principaux sur lesquels on s'est appuyé pour rapprocher ces affections sont : 1° leur apparition sous l'influence d'une cause à peu près unique, le refroidissement ou l'humidité ; 2° la *douleur* qu'on retrouve constamment comme élément principal de toute affection rhumatismale; 3° la *mobilité*, qui fait que dans tout le cadre nosologique il n'est pas de maladie plus irrégulière, plus fugace, plus inconstante que le rhumatisme; 4° enfin la *tendance aux récidives*, tendance en vertu de laquelle il est presque permis d'affirmer qu'on n'est jamais atteint une fois seulement d'une affection rhumatismale. Quelque saillants que soient ces caractères, ils ne permettent cependant pas de réunir, dans une description générale, toutes les maladies auxquelles on applique le nom de rhumatisme; et pour éviter la confusion, force a toujours été de les distinguer en quatre groupes principaux, sous les noms de *rhumatisme articulaire aigu, rhumatisme articulaire chronique, rhumatisme musculaire, et rhumatisme goutteux*. Cette division qu'exige l'étude médicale du rhumatisme n'est pas moins importante à maintenir lorsqu'il s'agit du traitement; ici encore les différences sont extrêmes, et le rhumatisme articulaire aigu et le rhumatisme musculaire ne se res-

semblent pas plus sous le rapport des moyens
à l'aide desquels on les combat, que sous le
rapport de leurs symptômes et de leur marche.

Du reste l'histoire du rhumatisme n'est pas
plus avancée que celle de la goutte. L'obscurité que nous avons vue régner sur la nature et
le siége des affections goutteuses est au moins
aussi profonde en ce qui concerne la nature
et le siége du rhumatisme. Est-ce une inflammation pure et simple, comme l'a prétendu
Broussais, et comme le soutiennent quelques
partisans de la méthode des saignées coup
sur coup? Est-ce au contraire une névralgie,
comme tant de raisons portent à le croire? Est-
ce enfin une affection à principe spécifique?
On l'ignore encore, et probablement on l'igno-
rera toujours.—Quant à son traitement, il n'a
pas été l'objet de moins de recherches, tentatives de tout genre, essais empiriques ou
méthodes rationnelles, que celui de la goutte,
et, il faut l'avouer, il n'a guère été plus heureux. Comme la goutte, le rhumatisme est resté

l'une des maladies les plus douloureuses et en
même temps l'une des plus difficiles à guérir
que l'on connaisse. On a tout tenté, tout essayé;
chaque jour nous apporte l'annonce d'un
nouveau remède, d'une nouvelle méthode, et,
malgré cela, la médecine en est encore à demander à l'empirisme un moyen constant et
certain de combattre cette douloureuse affection. Les pilules de Lartigue sont-elles desti-
nées à trancher enfin la question, et à fixer
définitivement les incertitudes de la science à
cet égard? nous n'osons le promettre, bien
que les éloges qui leur ont été accordés par
un grand nombre de nos confrères qui les ont
fréquemment employées dans les cas de rhumatisme, nous en donnent aujourd'hui le
droit. Nous pensons que c'est une grande faute
en médecine de proclamer l'infaillibilité absolue d'une méthode ou d'un médicament.
Le spécifique par excellence, celui qu'on in-
voque toujours lorsqu'on veut rappeler jusqu'où peut aller la certitude en thérapeutique,
le sulfate de quinine en un mot, échoue sou-

vent, et ce serait s'exposer à de nombreux mécomptes que de le présenter comme n'échouant jamais. C'est déjà beaucoup dans une science comme la médecine, où la certitude n'existe nulle part, et où l'extrême probabilité peut seule quelquefois se parer de ce nom, c'est déjà beaucoup, disons-nous, que de disposer d'une méthode ou d'un médicament qui réussisse dans la grande majorité des cas. On ne doit pas demander autre chose à la thérapeutique, et lorsqu'elle prétend offrir mieux que cela, elle nous trompe, ou se trompe elle-même. Tout ce que je puis dire ici, relativement aux pilules de Lartigue, c'est qu'elles rendent d'immenses services dans le traitement du rhumatisme, et qu'il n'est pas de médicament qui triomphe avec plus de certitude et de célérité des différentes formes de maladies que cette expression rappelle.

Le *rhumatisme articulaire aigu* est certainement, de toutes les affections auxquelles on adapte le nom de rhumatisme, celle qui mériterait le plus une description et une dénomination spéciales. Il ne s'agit plus en effet ici d'une simple douleur, apparaissant à des intervalles plus ou moins éloignés et presque toujours sous l'influence des variations atmosphériques, désespérante par son opiniâtreté plutôt que par sa violence, et ne provoquant ni fièvre, ni malaise général : le rhumatisme articulaire aigu est une véritable maladie, donnant lieu, dès son début, à une fièvre intense, s'accompagnant de douleurs atroces, envahissant tour à tour la plupart des grandes articulations, et condamnant le malade pendant des semaines entières à une immobilité absolue. Les traitements les plus divers, mais toujours les plus énergiques, ont été préconisés contre cette douloureuse affection. Le traitement du rhumatisme articulaire aigu est encore aujourd'hui le champ de bataille sur lequel la méthode des saignées coup sur coup défie ses adversaires, et prétend remporter ses plus belles victoires; c'est dans ces cas, en effet, qu'elle enlève jusqu'à cinq et six livres de sang en vingt-quatre ou quarante-huit heures, se félicitant d'enrayer la maladie en quelques jours, et fermant les yeux sur les inconvénients de ces convalescences de six semaines à deux mois qu'elle provoque à peu près inévitablement. C'est aussi en l'honneur du rhumatisme articulaire aigu qu'est né, dans ces dernières années, ce culte des hautes doses qui a fait administrer le sulfate de quinine et le nitrate de potasse dans des proportions effrayantes; culte qui, après avoir eu jusqu'à ses martyrs, est tombé plus rapidement encore qu'il ne s'était élevé.

Les pilules de Lartigue ont été très-fréquemment employées dans les cas de rhumatisme articulaire aigu. Non-seulement elles arrêtent immédiatement la douleur et le gonflement inflammatoire, comme dans la goutte; mais elles ont sur toutes les méthodes généralement suivies, et notamment sur celle des émissions sanguines, cet avantage qu'elles ne dépriment que momentanément les forces du malade, et que ne lui ayant pas fait perdre une seule goutte de sang, elles ne le condamnent pas à ces interminables convalescences, souvent aussi pénibles que la maladie elle-même.

Dans le rhumatisme articulaire aigu, les pilules peuvent être données seules, ou associées aux émissions sanguines, si l'on juge la réaction trop violente, et si on pense qu'une ou deux saignées au plus, pratiquées au début de la maladie, pourront en arrêter les progrès. Dans tous les cas, les pilules doivent être administrées de manière à provoquer le plus promptement possible la transpiration et les selles. Ce n'est que lorsque ces effets se produisent que les douleurs se calment, et que l'inflammation s'éteint. Tout ce que nous avons dit plus haut (page 61), en parlant du traitement de la goutte aiguë, est de tous points applicable ici, et nous ne pouvons, quant aux doses à administrer le premier jour et les jours suivants, que renvoyer à cet endroit de notre livre. Pour nous, un malade atteint d'un rhumatisme articulaire aigu présente absolument les mêmes indications qu'un malade surpris par un accès de goutte, et doit par conséquent être traité de la même manière; seulement le rhumatisme articulaire étant une affection plus intense, à réaction plus violente que la goutte, la guérison en est un peu moins prompte; les douleurs ne disparaissent complétement en général qu'au quatrième ou cinquième jour, tandis qu'il suffit de 36 ou 48 heures pour les enrayer dans la goutte.

Je pourrais citer un grand nombre d'observations qui me sont personnelles, ou qui m'ont été communiquées par d'obligeants confrères, mais je ne crois pas cela nécessaire. Je n'écris point ces pages pour chercher à convaincre de l'efficacité des pilules de Lartigue, cette efficacité n'est plus douteuse aujourd'hui; mon but est de consigner ce que l'expérience a appris relativement à leur mode d'administration : or, je le répète, ce mode d'administration, en ce qui concerne le rhumatisme articulaire aigu, ne diffère en rien de celui que j'ai longuement détaillé pour le traitement de la goutte aiguë (1).

(1) Voir la note 7 à la fin du volume.

Le *rhumatisme articulaire chronique* débute dès le principe avec cette forme, ou succède au rhumatisme articulaire aigu. Dans l'un comme dans l'autre cas, les pilules de Lartigue peuvent être employées avec certitude de succès; c'est par milliers que se comptent aujourd'hui les cas de rhumatisme chronique guéris par leur emploi; des expérimentations ont été faites sur une grande échelle, dans différents hôpitaux de France, et partout le succès a été complet. Les règles à suivre sont celles que j'ai tracées en parlant du traitement de la goutte chronique (page 102), et je ne puis qu'y renvoyer le lecteur. Mais ici, comme dans la goutte chronique, il ne faut pas perdre de vue que le traitement demande quelquefois à être continué longtemps (1). Je renvoie au même paragraphe pour ce qui concerne le *rhumatisme musculaire*, qui, au point de vue du traitement par les pilules de Lartigue, ne diffère du rhumatisme articulaire chronique que par le siége. Je dois,

(1) Voir la note 8 à la fin du volume.

pour être vrai, avouer que j'ai échoué quelquefois dans le traitement du rhumatisme
musculaire. Cela vient sans doute de ce que
j'ai pris pour rhumatismale une douleur de
toute autre nature, car il est admis en médecine de donner ce nom de rhumatisme musculaire aux douleurs que l'on ne peut nette-
ment caractériser, quitte à leur donner ensuite
des noms spéciaux, comme ceux de *lumbago*,
de *torticolis*, de *pleurodynie*, etc., selon le
siége qu'elles occupent.

Reste enfin le *rhumatisme goutteux*, c'est-à-
dire cette affection mixte qui offre réunis les
caractères du rhumatisme et ceux de la goutte
chronique. Son traitement ne présente aucune indication particulière, et nous l'avons
indiqué avec assez de soin, en parlant de la
goutte (page 102 et suivantes), pour n'avoir
pas à y revenir ici. C'est dans cette catégorie
que vient se placer un fait dont j'ai eu occasion de parler plusieurs fois dans le cours de
cet ouvrage, et qui est certainement une des
observations les plus curieuses que l'on puisse

invoquer en faveur des pilules de Lartigue.

Une dame, âgée de quarante-huit ans, d'une très-belle et très-forte constitution, directrice d'une vaste entreprise de blanchisserie, était, déjà depuis quelques années, atteinte de douleurs rhumatismales qu'elle attribuait avec raison à l'humidité des lieux qu'elle habitait, lorsque apparurent des accès de goutte qui ne tardèrent pas à revêtir la forme chronique. Les règles, déjà fort irrégulières depuis quelque temps, se supprimèrent tout à fait, et en même temps survinrent, du côté de la vessie, de fâcheuses complications de gravelle, et par intervalle d'affreuses coliques néphrétiques. Pendant près de deux ans la malade fut soumise à un double traitement dirigé contre l'affection goutteuse et la gravelle. Elle se rendit à Vichy, mais l'amélioration qu'elle retira de ce voyage ne fut que passagère ; son état empira, des concrétions tophacées se formèrent autour des articulations. Lorsque je fus appelé en consultation auprès de cette malade, c'était en juillet 1843, son état était vraiment déplorable. Sa santé générale était superbe, mais elle voyait avec douleur chaque jour restreindre le nombre des mouvements qu'elle pouvait exécuter. Les vertèbres du cou étaient soudées entre elles, de manière à rendre impossibles les mouvements latéraux de la tête ; les deux articulations du coude et celle du genou gauche étaient ankilosées, de façon que la malade ne remuait plus les avant-bras, et que la marche était devenue impossible. Elle passait ses journées dans un fauteuil à roulettes, tandis que, la nuit, on lui façonnait, à l'aide de coussins, un lit bizarre, que l'on accommodait, autant que possible, aux formes singulières que prenait son corps. Les doigts des mains et des pieds al-

laient se déformant aussi chaque jour. Les douleurs
étaient presque incessantes, surtout aux changements de
temps, et s'augmentaient encore de toute la souffrance
morale qu'éprouvait cette pauvre dame, qui voyait ap-
procher le jour où la maladie ne lui laisserait plus l'usage
d'aucun mouvement. Tout en maintenant le traitement
qui lui avait été indiqué pour combattre la gravelle, je prescrivis l'usage des pilules de Lartigue, d'après le mode d'administration que j'ai indiqué à la page 114. Le cas me parut grave ; je n'osai promettre qu'une amélioration plus
ou moins prononcée, et qu'on ne devait espérer, dans tous
les cas, qu'après un long usage des pilules. Quatre mois
s'écoulèrent sans que j'entendisse parler de cette malade,
qui m'avait promis de me faire appeler dès qu'un changement serait survenu dans son état, et je l'avais presque
oubliée, lorsqu'au mois de novembre, j'appris que pendant mon absence elle s'était présentée chez moi. Je cou-
rus à son domicile, et je la trouvai dans un de ses ate-
liers, assise dans un fauteuil et surveillant ses ouvrières.
Au bruit de mes pas, elle tourna la tête ; en me reconnaissant, elle me tendit la main et se souleva sur son fauteuil. Je la pressai de questions, et j'appris que depuis
quatre mois, grâce à l'emploi des pilules, chaque jour
avait été pour elle un pas vers la guérison. Les concrétions qui s'étaient formées autour des vertèbres du cou,
et des articulations du coude et du genou, étaient à peu
près totalement disparues ; les mouvements, quoique
encore durs et bornés, étaient possibles, et devenaient de
plus en plus faciles ; les douleurs étaient complétement
dissipées, le sommeil était parfait ; l'estomac n'avait jamais été troublé, malgré le grand nombre des pilules

que la malade avait prises ; la santé générale était excellente : enfin l'espérance était revenue au cœur de cette
pauvre dame. — Je l'engageai à continuer; ce qu'elle
fit jusqu'au mois de janvier. A cette époque son état était
si satisfaisant qu'elle put suspendre l'emploi continu des
pilules, auxquelles elle n'a plus recours, depuis lors, que
pour dissiper les douleurs et le gonflement qui apparaissent de temps en temps au niveau des articulations autrefois si malades.

Je terminerai en rapportant une note publiée récemment dans le *Bulletin de Thérapeutique*, et de laquelle il résulte que ce n'est pas
seulement dans les cas de goutte ou de rhumatisme bien franchement caractérisés que
les pilules de Lartigue peuvent être utiles, mais
qu'elles sont encore appelées à rendre d'immenses services dans le traitement de ces affections douloureuses, indéfinies et graves,
qui, ayant leur source dans un principe rhumatismal qu'on ne découvre pas au premier
abord, font à la fois le désespoir du médecin
et du malade. Je laisse parler M. Miquel, rédacteur en chef du *Bulletin de Thérapeutique*:

« Nous avons cru utile, il y a quelques années, de porter à la connaissance des médecins

les vertus incontestables que possèdent les
pilules de Lartigue contre la goutte. Nous avons
fait taire à cette époque, comme nous le faisons aujourd'hui, une susceptibilité bien légi-
time. La formule de cet excellent remède n'a
point été publiée, malgré toutes nos instances.
Nous pourrions donc nous taire sur les services
qu'il rend tous les jours aux médecins de Paris
et de province. Mais le pouvons-nous? Soulager et guérir, n'est-ce pas ce que veut avant
tout le praticien? Or, les pilules de Lartigue
sont un des médicaments les plus sûrs dans
leurs effets; et il n'est pas de notabilité médicale qui ne les ordonne, et les nombreuses
lettres que depuis cinq ans nous avons reçues
à cet égard de nos confrères, et que nous n'a-
vons pas publiées, attestent que dans les départements les pilules de Lartigue sont jugées
comme à Paris.

« Qu'on ne s'étonne pas de nos louanges.
Nous sommes sous l'impression d'un résultat
inespéré et des plus heureux, obtenu par le
remède en question. Un de nos proches, un

autre nous-même, languissait depuis trois ans
sous le coup d'une affection qui avait subi les
transformations les plus extraordinaires. Dans
le début, et pendant dix mois, ce fut une toux
sèche incessante, avec oppression, émaciation,
perte de forces; malgré la constitution forte
du malade, on craignait un travail de tuberculisation au sommet du poumon droit. L'u-
sage des eaux de Cauterets triompha de tous
ces symptômes. Après trois mois de bonne
santé, de nouveaux accidents se montrèrent,
mais cette fois ce fut vers le cœur. Ils con-
sistèrent en intermittences nombreuses se continuant, quelque chose qu'on fît, sans inter-
ruption pendant quatre mois, et tenant le
malade une partie de la journée dans un état
d'angoisse souvent voisin de la lypothimie. Il
serait difficile de dire tout ce qui a été fait
pendant dix-huit mois qu'a duré cet état, surtout depuis dix mois où, à ce trouble de la circulation, s'étaient jointes des douleurs névralgiques atroces, occupant à la fois le trajet de
la carotide gauche, le plexus brachial de ce

côté, et s'irradiant jusqu'à l'extrémité des deux derniers doigts. Ces douleurs régnaient aussi, mais à un plus faible degré, à la partie postérieure du cou et le long de la colonne vertébrale jusqu'à la septième vertèbre dorsale et les parois gauches de la poitrine. L'existence était pour le pauvre patient un long martyre. Cette affection sans nom a mis en défaut la haute expérience de nos confrères les plus justement renommés. Toutes leurs prescriptions ont été sans le moindre effet ni sur les intermittences ni sur la douleur; et certes elles ont été suivies courageusement et fidèlement. Saignées, sangsues, ventouses, cautères sur la région du cœur, sulfate de quinine, purgatifs, antispasmodiques de toutes sortes, voyages; le malade a tout usé en vain, et il n'espérait plus que du temps quelque amélioration dans son état. C'est dans ces circonstances qu'il y a un mois, sur l'avis de M. Lisfranc, et d'après le conseil de M. Martin Solon, qui déjà plusieurs fois sur lui-même avait coupé court à un accès de goutte aiguë par quelques

pilules de Lartigue, notre malade consentit
à essayer encore de ce remède. Il prit deux
pilules le soir en se couchant, et deux autres
le matin à jeun, et continua ainsi. Ces pilules
ne le purgèrent pas; elles rendirent seulement
le ventre libre, ce qui n'existait pas (une selle
en vingt-quatre heures), et amenèrent les trois
premières nuits une transpiration visqueuse
abondante. Les douleurs de la carotide et du
cou, qui depuis dix mois n'avaient pas cessé
un seul jour, et qui ne pouvaient être calmées,
quand elles étaient trop fortes, que par l'emploi endermique de deux centigrammes d'hy-
drochlorate de morphine, ces douleurs si terribles et si tenaces ont complétement disparu
le quatrième jour de l'emploi des pilules de
Lartigue, et le malade, depuis un mois, n'en
a pas eu la moindre atteinte. Reviendront-
elles? nous espérons que non. Les intermittences persistent encore, mais à un bien moindre degré; les pilules de Lartigue sont continuées toujours à la dose de trois ou quatre par
jour, et il est à espérer qu'elles triompheront

aussi de ce trouble circulatoire, qui a pour origine probable, d'après le résultat de cette dernière médication, une cause rhumatismale ou goutteuse. »

M. Lisfranc a vu aussi des accidents très-graves et rebelles à tous les moyens disparaître en quelques jours par les pilules de Lartigue. Voici l'observation qu'il nous transmet:

« M. Charnaud, directeur de la maison de santé du boulevard Mont-Parnasse, était, depuis plusieurs années, sujet à de violents accès de goutte, qui se renouvelaient deux ou trois fois par an. Le dernier de ces accès avait sévi il y a trois ans, non-seulement sur toutes les grandes articulations des membres thoraciques et abdominaux, mais encore sur les parois de la poitrine et de l'estomac. Tous les moyens ordinaires avaient échoué, et depuis dix jours la vie de M. Charnaud était en grand danger. Il fit usage des pilules de Lartigue; les douleurs, l'oppression, les palpitations et les accidents du côté de l'estomac et du diaphragme furent complétement dissipés au bout de quatre jours; ils ne reparurent pas; la convalescence marcha promptement; elle fut courte.

« Trois ans se sont écoulés depuis l'heureux emploi du précieux médicament que nous venons d'indiquer, et la santé de M. Charnaud n'a pas cessé d'être parfaite. »

« Ces deux observations, ajoute M. Miquel, ont une importance réelle. Elles prouvent que les pilules de Lartigue n'ont pas seulement un effet curatif sur les accès de goutte, mais qu'encore on peut combattre avec avantage, par leur secours, ces affections indéfinies et souvent très-graves qui ont leur source dans un principe rhumatismal ou goutteux. Mais c'est surtout dans la goutte aiguë que la puissance du remède est inappréciable. Les cas de guérison qui lui sont dus à notre connaissance sont considérables. »

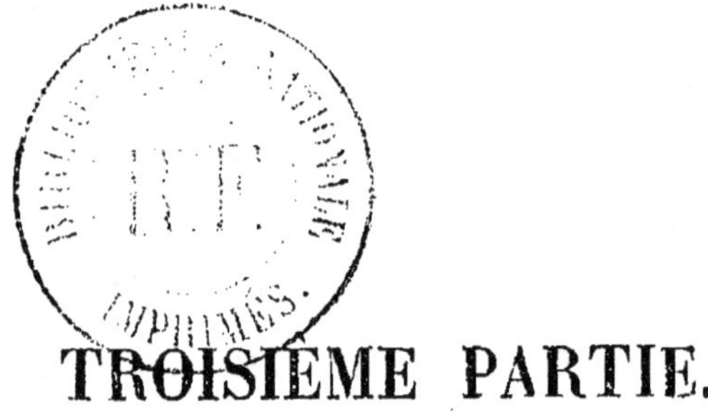

TROISIÈME PARTIE.

———

NOTES,
OBSERVATIONS ET DOCUMENTS DIVERS.

NOTES,

OBSERVATIONS ET DOCUMENTS DIVERS.

NOTE 1.

Extrait du Bulletin de Thérapeutique, mars 1840.

Il faut que nous ayons eu bien souvent l'occasion de constater l'efficacité des pilules de M. Lartigue dans les accès de goutte, et que nous sachions qu'un grand nombre de médecins distingués de Paris et de Bordeaux y ont eu recours avec succès, pour que nous portions à la connaissance de nos lecteurs l'existence de ces pilules, que M. Lartigue, chimiste et pharmacien honoré de Bordeaux, expédie toutes confectionnées à la pharmacie Pelletier-Duclou, où elles ne sont livrées que sur l'ordonnance des médecins. Nous avons un autre but en donnant de la publicité aux résultats avantageux de ce remède, c'est de déterminer M. Lartigue à nous mettre à même de faire connaître à nos lecteurs la composition de ses pilules, qu'il ne tient, dit-il, secrète, que pour assurer à sa préparation l'unité de confection, qui est pour lui le garant de son efficacité ; les conditions imposées à son emploi, et les précautions qu'il a prises, ne permettant pas d'ailleurs de confondre ses pilules avec les médicaments particuliers exploités chaque jour par le charlatanisme. Nous dirons à un homme qui, comme M. Lartigue, jouit d'une considération des mieux méritées, et par son caractère et par ses travaux justement appréciés en pharmacie, que ces raisons, qui ont leur valeur, ne sont pas cependant suffisantes à nos yeux. Quand un praticien est arrivé à la découverte d'un traitement que des succès soutenus recommandent à l'attention générale, est-il pour lui un autre moyen d'être utile que de le soumettre à la critique impartiale des médecins, et à l'expérimentation, dans les cas analogues à ceux auxquels il l'a appliqué?

Du reste, nous devons le reconnaître, les succès que nous avons dus à ce moyen ont triomphé de la méfiance extrême avec laquelle nous avions consenti à l'expérimenter. En moins de vingt-quatre heures nous sommes parvenu, chez plusieurs malades atteints de goutte inflammatoire violente, à arrêter tout à fait la douleur et à rendre la marche possible.

M. Auguste Declaron, peintre, âgé de trente-six ans, est atteint depuis huit ans de la goutte ; chaque année il a eu deux ou trois accès qui l'ont retenu plusieurs semaines chaque fois au lit. L'an passé, une attaque plus violente l'a cloué quatre mois entiers dans son fauteuil. Dans les derniers jours d'octobre 1839, il est pris de nouveau de la goutte au pied gauche, et tout annonce que cette atteinte est sérieuse. Depuis cinq jours il éprouvait des douleurs atroces, frissons, nausées fréquentes, céphalalgie, fièvre, agitation extrême ; nuits sans sommeil, gonflement avec rougeur foncée de l'articulation tibio-tarsienne et des orteils, gonflement, rougeur et douleur au genou gauche, douleurs lombaires. A midi, il prend deux pilules de Lartigue, à six heures, deux autres pilules ; aucun effet apparent ; seulement le frisson, qui revenait à neuf heures,

manque. A minuit, deux autres pilules ; il urine abondamment et remplit en quatre fois son vase de nuit.
A quatre heures, une sueur copieuse et épaisse se déve-
loppe, les douleurs du pied et du genou diminuent sensiblement ; mieux-être très-prononcé. A six heures du matin, deux autres pilules. Entre neuf et dix heures, une
première garderobe considérable sans colique ; les garderobes se renouvellent d'heure en heure et arrivent au
nombre de dix ou onze dans la journée, sans fatigues et
sans coliques. Toute douleur du pied a disparu, il n'y a
que de la raideur ; le malade peut se lever pour vaquer
à ses besoins et rester une heure dans son fauteuil pour
faire son lit.

La nuit suivante est excellente, il se tourne et se re-
tourne avec facilité. Le lendemain, il ne prend que quatre pilules, et a encore huit garderobes, des sueurs et
des urines abondantes. Il passe une partie de l'après-
midi au coin du feu, le pied à terre. Enfin, le second jour,
à midi, il fait près d'une lieue à pied, avec le seul secours
d'une canne, pour venir chez moi. Il n'y a plus ni sensibilité ni douleur au cou-de-pied ; il n'y a qu'un peu de gonflement.

Le frère de l'évêque de Versailles, M. Henri de B..., a
été guéri, avec six pilules, de douleurs de goutte atroces,
qui duraient depuis trois jours, mais qui étaient surtout
intolérables depuis huit heures. A quatre heures de l'a-
près-midi, il prend deux pilules ; à dix heures, deux autres ; il continue à pousser des cris jusqu'à minuit. Alors,
tout à coup, ses douleurs se calment et la nuit est excellente. Il a peu de sommeil, à cause des besoins fréquents d'uriner qu'il éprouve et de la transpiration abon-

dante qui le baigne ; mais il ne souffre plus. Le lendemain, à midi, M. de B... marchait facilement et sans douleur dans son appartement ; il n'y a pas eu de récidive les jours suivants. Ce malade n'a eu que peu de garderobes, quoiqu'il ait continué encore quatre jours les pilules à faible dose.

Ces deux faits, auxquels je pourrais en joindre un plus grand nombre, ont été observés par moi, et ne me permettent point de douter de l'action promptement salutaire des pilules de M. Lartigue dans les accès de goutte aiguë et même subaiguë. J'ai préféré rapporter ces observations que celles dont je dois la communication à quelques médecins, car déjà depuis trois ans M. Lartigue a mis à la disposition des praticiens cette préparation, afin qu'elle fût jugée par eux au lit des malades. Parmi les médecins qui ont eu à s'applaudir du moyen dont il est question, nous nommerons MM. les docteurs Bourges et Revolat, de Bordeaux ; et à Paris, MM. Double, Marc, Beaumetz, Robert, Paulin, Carron du Villards, Simon et Sellier.

Les pilules de M. Lartigue sont de vingt centigrammes environ ; elles ont une saveur amère assez prononcée. On les administre dans les crises au nombre de deux, de huit en huit heures. Six pilules suffisent souvent, mais on peut en porter la dose plus haut. Elles ont un effet diurétique très-prononcé, et excitent la transpiration en même temps qu'elles agissent lentement sur le canal intestinal, et qu'elles déterminent, au bout de quinze ou dixhuit heures de leur emploi, des garderobes faciles, sans coliques ni malaises.

Nous avons essayé dans les douleurs de goutte une infinité de moyens, et nous n'en avons trouvé aucun ni aussi avantageux, ni aussi rapide dans ses effets. Il va sans dire qu'il ne s'agit ici, par l'emploi de cette préparation, que d'arrêter les accès de la goutte et de faire disparaître les douleurs ; quant à guérir la maladie elle-même, il n'en est pas question. La goutte est une affection générale, à levain héréditaire transmissible, qui n'existe pas seulement au point où les douleurs surviennent : elle imprègne toute la constitution. C'est beaucoup toutefois d'avoir un moyen qui peut, en ouvrant des émonctoires immédiats à la cause morbide qui s'est localisée, faire disparaître les douleurs atroces qu'elle détermine.

MIQUEL.

NOTE 2.

Lettre adressée par M. Lartigue à M. le docteur Miquel, au sujet de l'article précédent (note 1). — Nouveaux faits pour constater l'efficacité de ses pilules.

Extrait du BULLETIN DE THÉRAPEUTIQUE. — Avril 1840.

Monsieur le rédacteur,

Vous avez jugé convenable d'appeler l'attention des praticiens sur mes pilules, et c'est d'après les résultats avantageux que vous en avez personnellement obtenus, que vous avez considéré ce moyen comme l'un des plus utiles pour triompher, sans inconvénient pour les malades, des douleurs de la goutte. Quelque confiance que j'eusse dans mon remède, déjà apprécié un grand nombre de fois par les médecins qui y ont eu recours, je dois vous remercier d'avoir joint vos observations aux leurs, et vous savoir gré, malgré vos paroles quelque peu sévères pour moi, d'avoir porté au grand jour de la publicité l'existence d'un médicament auquel tant de goutteux ont dû et devront le prompt soulagement des tourments qui les déchirent.

Je suis extrêmement sensible à votre blâme, car comme vous, monsieur le rédacteur, je crois que, *lorsqu'un praticien est arrivé à la découverte d'un médicament que des succès soutenus recommandent à l'attention générale, il n'est pour lui d'autre moyen d'être utile que de le soumettre à la critique impartiale des médecins et à l'expérimentation dans les cas analogues à ceux auxquels il l'a appliqué.*

Mais n'est-il pas des cas, et le mien n'est-il pas du nombre, où, sans cesser d'être honorable, on doit par prudence, et dans l'intérêt même du moyen, agir comme je l'ai fait jusqu'ici? L'estime que j'ai pour votre personne et pour votre journal me force à vous en faire juge, et à ne pas rester, aux yeux de vos lecteurs, sous le coup de paroles qui pourraient me nuire dans leur esprit.

Je vous le dis sans hésitation, je tiens à mes pilules; j'y tiens par les services qu'elles peuvent rendre aux goutteux et aux rhumatisants. J'y tiens pour le bien qu'elles m'ont fait, pour les douleurs qu'elles ont enlevées de ma vie, à moi goutteux, depuis le temps que j'en fais usage; je tiens à leur honneur, à leur succès, et c'est parce que j'ai, par mon expérience, la garantie de leur efficacité, que j'y ai attaché mon nom sans aucune répugnance.

J'étais goutteux à l'âge de quarante-cinq ans. Pendant dix ou douze ans, j'avais été sujet, plusieurs fois par an, à des accès intolérables de goutte inflammatoire, aux pieds et aux genoux, qui duraient souvent des mois entiers. Ni les traitements les plus méthodiques, ni le régime le mieux observé, n'avaient rien pu sur la maladie. J'avais lu et médité la plupart des auteurs qui, depuis Sydenham, avaient écrit sur la goutte. Je préparai avec soin les divers médicaments qui avaient été tour à tour employés et abandonnés. Je les essayai successivement sur moi-même et en étudiai les effets. Je ne fus point arrêté dans mes expérimentations par des dérangements dans ma santé, qui compromirent pendant plus d'un an mon excellente constitution. Je persistai à me soumettre à l'usage des combinaisons thérapeutiques dont j'exécutais les formules, j'en variai les proportions et les composants. C'est dans ces tâtonnements successifs sur ma personne et durant les crises de la maladie, que je parvins enfin à trouver une association de médicaments à des doses déterminées, qui, fixe dans sa composition et dans ses effets, a terminé depuis lors, en peu d'heures, ou a même prévenu tous mes accès de goutte.

Les succès que j'observai sur moi-même ayant été obtenus sur plusieurs autres goutteux, je désirai qu'il fût fait des expérimentations sur une plus large échelle. Je demandai, à cette intention, à la Société royale de médecine de Bordeaux, dont je suis membre, de faire constater sur d'autres goutteux les effets que j'avais observés, et que je portai à sa connaissance. Je mis à la disposition de la Société toutes les pilules dont elle pouvait avoir besoin, et je déposai ma formule cachetée au secrétariat, à la condition qu'elle ne fût ouverte qu'après le rapport de la Commission qui serait nommée. Mon but, dans cette réserve, était de ne pas voir préjuger la question par la connaissance des médicaments qui faisaient la base de ma préparation.

La Société porta peu d'attention au dépôt que j'avais fait dans sa séance générale du 22 août 1836, ce qui me détermina, cinq mois après (20 janvier 1837), à demander la mainlevée de mon paquet, qui me fut remis par M. le secrétaire général.

Plus tard, j'ai trouvé dans le zèle bienveillant de plusieurs honorables médecins de Bordeaux, MM. Bourges, Révolat, Pereyra, Azam, Caussade, Bouché de Vitray, Darroze, à Pontoux (Landes), Lasserre, à Dax, etc., un appui qui m'a été fort utile pour l'administration de ma composition, et qui, tout en confirmant les bons effets obtenus par les expérimentations qui se faisaient dans divers départements, et surtout à Paris, vint enfin me rassurer sur les craintes qui me restaient encore de me faire illusion sur les effets positifs de mes pilules pour le prompt soulagement des douleurs de goutte et des af_ fections rhumatismales.

Si, au lieu d'une préparation composée, ce médicament eût été une substance simple, invariable dans ses effets, et dont le mode d'action ne pouvait subir aucune modification par la différence de manipulation, alors, n'en doutez pas, monsieur le rédacteur, j'aurais immédiatement fait connaître cette substance, sachant qu'il n'en fallait pas davantage pour doter la thérapeutique d'un médicament nouveau contre la goutte. Mais quand ce médicament est un composé de diverses substances, quand les soins à apporter dans leur choix et dans leur manipulation sont d'une nécessité absolue pour lui assurer une unité d'action, n'était-il pas prudent, avant d'en publier la formule, d'en faire constater les propriétés par un grand nombre de praticiens ? Devais-je m'exposer à laisser mettre sur le compte de mon médicament des insuccès qui n'auraient été dus qu'à des défauts de préparation, et à voir rejeter, dès les premiers essais, un agent thérapeutique dont une différence dans le mode de confection eût empêché de constater les avantages ?

Je crois d'ailleurs que le choix fait par moi, à Paris, de la pharmacie Pelletier-Duclou, pour y établir un dépôt général de mes pilules, *la condition de n'en jamais livrer sans ordonnance de médecin, et la certitude que cette condition sera rigoureusement observée,* me feront trouver grâce aux yeux des hommes même les plus désireux de conserver la dignité de leur honorable profession.

Du reste, je fais appel à votre justice et au désir du bien qui vous anime, pour insérer, à la suite de ma lettre, les faits pratiques recueillis par plusieurs médecins considérés de Bordeaux, qui m'ont autorisé à vous les adresser. Les nombreuses observations que j'ai recueillies moi-même ne sauraient avoir, à cause de mon incompétence, ni autant de poids à vos yeux si vous aviez encore quelque doute, ni autant de valeur auprès des médecins.

F. LARTIGUE, ancien pharmacien, membre de l'Académie des sciences, belles-lettres et arts de Bordeaux, correspondant de l'Académie royale de médecine de Paris, etc.

Il y a déjà plusieurs années que M. Lartigue lut, dans le sein de notre Société de médecine, une note sur l'effet des pilules qu'il avait essayées sur lui-même, et qui avaient fait avorter plusieurs attaques de goutte d'une manière presque instantanée. Il déposait dans un billet cacheté la formule de ces pilules, et en mettait une certaine quantité à la disposition des membres, pour qu'ils pussent répéter les essais qui lui avaient déjà réussi. Cet appel ne fut pas entendu. Aucun médecin, ou presque aucun, n'eut l'occasion d'employer ce remède. M. Lartigue, dans un voyage qu'il eut l'occasion de faire à Paris, en parla à quelques-uns de ses amis, et ce moyen, employé par un assez grand nombre de médecins haut placés, eut une partie des succès qu'il en avait espérés.

Vers le commencement de cette année, M. Lartigue me parla de nouveau de ses pilules, me rapporta les effets qu'on en avait obtenus à Paris et à Bordeaux depuis quelque temps, et me pria de les employer dans mon service à l'hôpital Saint-André, dans plusieurs cas qui pourraient nécessiter leur emploi.

Bien rassuré par la confiance toute personnelle que m'inspirent et les talents et la probité bien connus de M. Lartigue, je n'hésitai pas à faire les essais qu'il désirait.

Je dois rendre un compte très-sommaire des effets que j'ai obtenus. J'ai les observations prises avec les plus grands détails, mais il me semble inutile de les rapporter ici.

J'ai donné les pilules de M. Lartigue à huit malades :

Deux atteints de goutte aiguë ;

Trois atteints de rhumatismes articulaires chroniques,

avec nodosités dans les articulations des doigts et des orteils ;

Trois atteints de rhumatismes musculaires subaigus et chroniques.

Des deux malades atteints d'une attaque de goutte aiguë, le premier, après avoir supporté sans succès deux applications de sangsues sur l'articulation du gros orteil, fut guéri, en peu de jours, par quatre doses des pilules de M. Lartigue.

Le second, chez lequel la goutte n'était pas aussi aiguë, a été soulagé par plusieurs doses des pilules, réitérées à deux jours d'intervalle, et n'a été complétement guéri que par un usage longtemps continué.

Des trois rhumatismes articulaires chroniques, un qui était vraiment perclus, qui n'avait presque aucun mouvement de ses membres, est sorti de l'hôpital à peu près guéri après l'usage, prolongé pendant un mois, des pilules.

Le deuxième a été guéri assez promptement.

Chez le troisième, les pilules n'ont eu aucun effet.

Chez les trois malades atteints de rhumatismes musculaires chroniques ou subaigus, le premier, soulagé par l'usage des pilules, n'a pu en continuer l'effet, et a été guéri par les bains de vapeur.

Le deuxième fut guéri assez promptement.

Le troisième, atteint d'un rhumatisme du sterno-mastoïdien, a été guéri en quinze jours par des doses répétées tous les deux jours.

Tous mes malades ont très-bien supporté les pilules ; leur estomac n'en a été nullement fatigué. Après plusieurs tâtonnements, voilà la manière de les administrer qui m'a paru la plus convenable.

Je prescrivais deux pilules le soir et deux pilules le lendemain matin, pour la première fois.

Cette dose amenait, vers quatre ou cinq heures de l'après-midi, deux ou trois selles, sans coliques ni douleurs.

Deux pilules, données le surlendemain soir, produisaient le même résultat trente-six ou quarante heures après. La première dose était donc de quatre pilules, et les suivantes de deux le soir, de deux jours l'un.

Un seul de mes malades a nécessité, pour la première fois, six pilules.

A une dose plus élevée, j'ai observé des superpurgations suivies pendant quelques jours de diarrhées assez intenses, mais sans coliques.

Chez plusieurs, l'effet sédatif des pilules se faisait sentir avant la purgation ; chez d'autres, il y avait dans la nuit un peu d'inquiétude ; l'amélioration ne survenait qu'après les évacuations.

Quoique j'aie été obligé de continuer chez quelques malades, pendant assez longtemps, l'usage de ces pilules, bien loin d'en être dégoûtés, ils en réclamaient avec instance la continuation.

On doit observer que les essais que j'ai faits à l'hôpital de Bordeaux l'ont été du 1er janvier au 10 avril, temps le moins propre à traiter les maladies que je combattais.

Bordeaux, 11 avril 1840.

Emile PEREYRA,
Médecin de l'hôpital Saint-André.

Dans le dernier numéro du *Bulletin général de Thérapeutique*, que vous publiez, vous avez fait connaître à vos lecteurs les heureux effets que vous avez obtenus de l'emploi des pilules de notre honorable M. Lartigue, sur plusieurs de vos malades atteints d'accès de goutte aiguë.

M. le docteur Ferrus a signalé à l'Académie de médecine, dans sa séance du 31 mars dernier, un résultat non moins heureux, obtenu dans un cas semblable chez un de ses malades, auquel il avait prescrit l'emploi de ces mêmes pilules.

Comme vous, Monsieur, je pense qu'il est utile de chercher à arrêter l'attention des praticiens sur l'emploi de ce nouveau moyen thérapeutique. L'expérience de la généralité des médecins nous apprendra jusqu'à quel point nous pouvons compter sur ses vertus, manifestées jusqu'ici par un assez grand nombre de faits auxquels on peut ajouter celui que je vais avoir l'honneur de vous rapporter.

Madame ***, âgée d'environ quarante-cinq ans, d'une constitution délicate, mais jouissant d'ailleurs d'une assez bonne santé, éprouvait par intervalles, particulièrement pendant le temps froid et humide, et cela depuis près de six ans, une douleur au gros orteil du pied gauche, avec rougeur et tuméfaction de cette partie. Quelquefois cette douleur, après avoir acquis une assez grande intensité, abandonnait le gros orteil et se portait sur l'articulation tibio-tarsienne du même pied, qu'elle occupait pendant trente ou quarante jours, en diminuant insensiblement et disparaissant enfin, pour se reproduire, deux ou trois mois après, à son siége primitif, au gros orteil.

Au commencement du printemps de l'année 1859, la douleur dont il s'agit se manifesta, pour la première fois, au genou droit, et abandonna, pour ne plus s'y montrer, et le gros orteil et l'articulation du pied ; sa marche et son intensité furent au genou ce qu'elles avaient été au gros orteil : je veux dire que, même dans ses plus grandes souffrances, la malade fut constamment sans fièvre, et qu'elle ne fut jamais réduite à l'impossibilité absolue de marcher dans l'intérieur de sa maison.

Des liniments calmants, usités en pareil cas, sont les seuls moyens dont nous ayons pu faire usage, mais sans succès notable. Le cyanure de potassium, dans les proportions de 60 centigrammes sur 50 grammmes d'axonge en frictions, a souvent calmé la douleur.

Enfin, ayant appris que plusieurs de nos honorables confrères avaient, dans des cas analogues, prescrit avec succès les pilules de Lartigue, nous les proposâmes à la malade, qui consentit à en faire usage.

En conséquence, deux pilules furent prises le 4 janvier dernier, à trois heures du matin, et deux autres à trois heures du soir, sans effet sensible.

Le lendemain 5, la malade prit, aux mêmes heures, le même nombre de pilules ; elles provoquèrent plusieurs garderobes, sans coliques ni dérangements, qui furent suivies d'une diminution notable de la douleur.

Le 6, point de médication ; la sécrétion de l'urine paraît être augmentée ; mieux-être de la malade.

Le 7 et le 9, la malade prit, aux mêmes heures, le même nombre de pilules, qui provoquèrent, comme les premières, plusieurs garderobes sans irritation ni coliques, et la disparition complète de la douleur, qui, jusqu'à ce jour, ne s'est pas reproduite.

J'ai l'honneur d'être, etc.   -   AZAM, D.–M.

Bordeaux, 12 avril 1840.

Les caractères différentiels des affections goutteuses et rhumatismales ne sont pas assez tranchés pour admettre deux maladies bien distinctes, réclamant des indications opposées ; aussi l'agent thérapeutique dont je vais signaler l'action est-il présenté, par M. Lartigue, comme exerçant une sorte de spécialité contre ces deux affections.

Mme veuve Latus, douée d'un tempérament pléthorique, était, depuis quinze ans, atteinte d'une affection rhumatismale, qui sévissait à des intervalles plus ou moins éloignés, mais particulièrement sous l'influence d'une atmosphère froide et humide, et d'une prédisposition entretenue par un sang naturellement trop fibrineux, avec la facilité de déplacement propre à cette phlegmasie; les douleurs se mobilisaient fréquemment, et rarement se fixaient sur le siége primitif du mal. Il ne paraît pas que la cessation du flux menstruel ait modifié sensiblement son caractère et sa marche : douleur tensive avec tiraillement, alternative de rémission et de paroxysme, sensation plus douloureuse au moindre contact, à la plus petite contraction musculaire, fièvre, brusque transition d'un siége à l'autre, gonflement des parties affectées; tels sont les phénomènes qui ont signalé cette maladie dans ses différentes apparitions. Les saignées générales et locales, les purgations, les embrocations adoucissantes et puis stimulantes, composèrent la série des principaux agents thérapeutiques dirigés contre elle.

L'hiver passé, les conditions accoutumées ayant amené une nouvelle explosion du mal, les douleurs eurent pour siéges consécutifs les muscles des épaules, ceux du bras, et l'articulation radio-carpienne des deux côtés. Madame Latus, fatiguée du traitement rationnel, eut l'idée de recourir aux pilules composées et préconisées par M. Lartigue. La position sociale de ce chimiste distingué, sa probité bien connue, éloignant toute idée de spéculation et nous interdisant tout doute quant à ses assertions, nous consentîmes à surveiller son emploi et ses effets.

En février dernier, pour se conformer au mode d'administration indiqué par M. Lartigue, Mme Latus prit huit pilules en vingt-quatre heures, divisées par doses de deux pilules, de huit heures en huit heures. Les deux premières n'amenèrent aucun changement notable, les deux suivantes produisirent un mieux sensible, et l'ingestion des six autres fut suivie de la disparition à peu près complète des douleurs, et de la résolution presque subite du gonflement produit par le rhumatisme.

La malade avait eu, sans fatigue, douze à quinze garderobes accompagnées d'une abondante transpiration; mais l'augmentation de la sécrétion urinaire, annoncée comme un des effets du remède, fit faute en cette circonstance.

Depuis, Mme Latus n'a éprouvé aucune de ces récidives qu'amenaient presque toujours les modifications atmosphériques.

Cette observation nous ayant paru satisfaisante, nous faisons des vœux pour que semblables épreuves se multiplient avec les mêmes résultats.

Bouché de Vitray, D.-M.

Bordeaux, ce 13 avril 1840.

M. C. de L., payeur de la Gironde, sujet à la goutte depuis plusieurs années, en éprouva un fort long et violent accès, à Paris, à l'entrée du printemps de l'année dernière. Un très-habile médecin, M. le docteur Double, lui prodiguant ses conseils, et reconnaissant l'insuffisance des moyens thérapeutiques ordinaires, lui conseilla l'usage des pilules de Lartigue. Le succès ayant répondu à l'attente du médecin et du malade, celui-ci résolut de recourir uniquement à ce médicament en cas de récidive à l'avenir. Plusieurs mois après, en effet, à Bordeaux, vers la fin de juillet, la goutte se manifesta à un pied, et presque incontinent à l'autre. Cet incident même était, dans ce moment, d'autant plus fâcheux et contrariant, que le malade devait se mettre en route le jour suivant. Le repos et l'emploi de deux pilules le matin et une le soir, pendant trois jours, atténuèrent et dissipèrent les douleurs arthritiques, et lui permirent de ne pas différer plus longtemps son voyage. Depuis lors il n'a plus eu d'autres rechutes, en s'opposant, par intervalles, à l'aide d'une ou de deux pilules, à la constipation, contre laquelle il se tient toujours en garde.

M. J. M., un de mes parents, d'un âge assez avancé, sujet à une affection goutteuse, se trouvait momentanément à Paris, en novembre dernier. Un violent accès de goutte y prolongea forcément son séjour. A peine convalescent, il songea à son retour; mais la fatigue inséparable du voyage et le mauvais temps entretinrent des douleurs vagues et articulaires, avec insomnie, anorexie, constipation, etc.; les douleurs ont disparu, le sommeil et l'appétit sont revenus, l'excrétion alvine s'est rétablie par l'emploi ménagé d'une vingtaine de pilules de Lartigue pendant quatre jours.

Consulté, il y a quelques semaines, par M. D., qui.

depuis plusieurs jours était retenu dans sa chambre par un accès de goutte au pied gauche, et n'éprouvait pas, par un traitement ordinaire, le prompt soulagement qu'il désirait, je lui conseillai, d'après ma récente expérience, de recourir aux pilules de Lartigue. Il acquiesça à cet avis, et dès le lendemain il s'en munit et en fit usage pendant plusieurs jours, sans en éprouver la moindre fatigue, et avec un résultat salutaire. Soulagement prompt, sommeil dès la première nuit, évacuations pendant trois jours, amenées par six pilules prises dans les vingt-quatre heures. M. D. prit quinze jours après quatre pilules ; depuis cette époque il est parfaitement bien.

Je pourrais rapporter plusieurs autres observations analogues, que m'ont fournies des personnes chez lesquelles, à bon droit, j'avais lieu de soupçonner une cause morbifique, émanant d'un principe rhumatismal ou goutteux. L'expérience sans doute des praticiens ne tardera pas à sanctionner les effets de ce médicament, et à préciser les cas où on devra l'employer avec un égal succès.

REVOLAT père,
ancien médecin en chef des armées.

Un de mes malades, atteint d'une goutte vague, dont les suites avaient présenté des accidents sub-apoplectiques, a été promptement soulagé d'une vive attaque, portée sur le genou gauche, par l'administration de deux pilules antigoutteuses de M. Lartigue. La même per-

sonne prévient de semblables accidents, en prenant dé
temps en temps deux, quatre ou six de ces pilules, suivánt
les circonstances.

BOURGES,
médecin de l'hôpital Saint-André.

NOTE 3.

Extrait de la GAZETTE DES MÉDECINS-PRATICIENS. Juin, 1840.

Plusieurs journaux de médecine ont appelé l'attention
des praticiens sur les pilules de M. Lartigue, et ont mentionné les avantages qu'on retire de ce nouveau remède
contre la goutte. Dans un de ses derniers numéros notamment, le *Bulletin de Thérapeutique* a inséré des observations très-importantes qui nous ont donné le désir de
vérifier nous-même, les vertus de ce nouvel agent thérapeutique.

D'ailleurs les noms des médecins recommandables qui
ont constaté l'efficacité réelle de ce médicament, et parmi lesquels nous citerons MM. Bourges, Revolat, Azam,
Péreyra, Bouché de Vitray, Cazenave, etc., etc., à Bordeaux; MM. Double, Marc, Miquel, Robert, Beaumetz, etc.,
à Paris; la juste considération dont jouit la pharmacie
Pelletier-Duclou, où est établi le dépôt général de ces pilules, et *où elles ne sont délivrées que sur l'ordonnance des
médecins*, l'insuffisance surtout des médications que la
thérapeutique oppose à cette terrible affection, nous ont
porté à les prescrire à nos malades, et à en étudier nous-
même les effets : c'est le résultat de nos observations
que nous allons soumettre à nos lecteurs, convaincu

qu'ils nous sauront gré d'avoir porté à leur connaissance des faits aussi concluants que ceux qu'on va lire.

Obs. I.—M. Solb...., ingénieur en chef des mines royales de Villefort et de Vialas (Lozère), âgé de quarante-un ans, est goutteux depuis l'âge de vingt-deux. Les crises, qui ont pris une intensité toujours croissante, reviennent, depuis quelques années, deux ou trois fois par an. Elles se prolongent souvent au delà d'un mois, et laissent ensuite, selon la saison, un engourdissement et une faiblesse plus ou moins prolongés dans les membres atteints.

Etant dernièrement à Paris, M. Solb.... est pris d'un accès de goutte très-violent. L'articulation du genou droit est rouge, gonflée, ainsi que le gros orteil du même côté : douleurs atroces, fièvre, insomnie, etc. Nous lui conseillons l'usage des pilules de Lartigue : deux sont administrées le soir vers six heures, et suffisent pour amener dans la nuit trois selles copieuses et une transpiration abondante ; il prend le matin deux autres pilules qui entretiennent l'effet produit. Dès ce moment les douleurs commencent à disparaître ; les articulations deviennent plus libres ; un bien-être général succède à l'état de souffrance ; un sommeil de quelques heures termine l'accès, et contre son attente, au bout de dix-huit heures de traitement, M. Solb.... peut se lever et marcher. Le second jour, il peut continuer de vaquer à ses affaires dans les rues de Paris.

Obs. II. — M. H. du Poss.., colonel en retraite, rue Jacob, âgé de soixante-un ans, a fait vingt-quatre campagnes ; il est atteint depuis quelques années de douleurs goutteuses et rhumatismales, envahissant tantôt les articulations, tantôt les muscles pectoraux, etc. : attribuant

cet état à sa vie passée, aux nombreuses blessures qu'il
a reçues, et particulièrement à une balle qu'il porte, depuis l'âge de quarante-quatre ans, dans les muscles voi-
sins de l'omoplate gauche, M. H. du Poss.. n'a eu recours
qn'à de simples calmants.

Mais au commencement de cette année, les douleurs
prirent un caractère plus aigu : la constipation, à laquelle
le malade est sujet devint opiniâtre : les urines, devenues plus rares, se montrèrent plus foncées, déposant un
sédiment rouge et graveleux, et produisant par leur passage une légère irritation du canal de l'urètre. Les orteils
devinrent, l'un après l'autre, très-douloureux, néanmoins
sans rougeur trop prononcée. Un gonflement se manifesta
à la malléole interne gauche; sans être tout à fait impossible, la marche était du moins très-douloureuse. Le 15
mars, M. H. du Poss.. fut mis à l'usage des pilules de Lartigue. Il en prit quatre en deux fois, les doses à six heures d'intervalle l'une de l'autre; il monta en voiture pour
se rendre à Argenteuil, où ses affaires l'appelaient : il
déjeuna et dîna mieux que de coutume, revint à Paris le
soir, et dut s'arrêter plusieurs fois en route pour satis-
faire au besoin d'uriner. La nuit fut plus calme que les
précédentes : le besoin d'uriner interrompit fréquemment
le sommeil du malade, qui trouva le matin, à son grand
étonnement, son vase de nuit presque rempli d'une urine
limpide, légèrement colorée et sans dépôt. Il prit, en se
levant, une nouvelle pilule, et continua pendant quatre
jours encore ce traitement, ce qui porta à huit la dose des
pilules prises en cinq jours. Pendant ce temps, quelques
selles survinrent, la liberté du ventre s'établit; les urines
continuèrent à être abondantes et claires, la démangeai-

son du canal de l'urètre disparut, les douleurs des orteils se dissipèrent. M. H. du Poss.. n'a plus éprouvé que
quelques vagues douleurs dues aux brusques changements de la température. Il continue, à la moindre re-
crudescence du mal, à prendre des pilules, et il s'en
trouve à merveille.

Obs. III. — M. P. de Saint-André, rue du Bac, est sujet
depuis plusieurs années à des attaques de goutte, qui le
retiennent quinze jours et trois semaines dans sa chambre, ne lui permettant le libre usage de ses membres
qu'un mois et demi ou deux mois après.

Une attaque se manifeste vers la fin du mois dernier :
elle se présente avec les caractères des attaques précédentes. Tout présage qu'elle aura la même durée : le jeudi
soir la goutte est fixée au pied gauche, le gros orteil offre
une rougeur très-prononcée, un gonflement considérable,
une extrême sensibilité. Dans la nuit, le malade est réveillé par les douleurs, qui deviennent de plus en plus
intenses. Le vendredi matin, elles sont atroces, et le malade ne peut plus poser le pied à terre. Il commence l'u-
sage des pilules de M. Lartigue : redoutant l'action trop
énergique de ce médicament qu'il ne connaît pas, il n'en
prend qu'une d'abord ; elle est sans effet, et les douleurs
persistent tout le jour. Deux nouvelles pilules sont prises
le soir.

Le malade, qui a passé la journée dans un fauteuil, se
couche peu après leur administration : les douleurs s'a-
paisent ; le malade s'endort, son sommeil est assez paisi-
ble ; à son réveil, la sensibilité est considérablement di-
minuée. Quelques instants après, une évacuation abondante a lieu ; elle ne se renouvelle pas dans toute la

journée du samedi, pendant laquelle M. P. de Saint-André
a pris encore deux pilules, l'une le matin, l'autre le soir.
La douleur disparaît, le gonflement existe à peine. Le
dimanche matin, le malade prend une sixième pilule : il
a deux évacuations dans la journée, et se trouve si bien
qu'il ne croit pas nécessaire de recourir le soir à l'administration d'une septième pilule. Le lundi, en effet, toute
trace de gonflement et de sensibilité a disparu, et M. P.
de Saint-André reprend ses habitudes ordinaires.

Comme on le voit, la dose de ces pilules varie suivant
la constitution et la susceptibilité des malades ; c'est aux
médecins, ayant la connaissance de la sensibilité plus ou
moins vive des organes abdominaux, à en augmenter ou
à en diminuer la quantité.

Nous pouvons pourtant établir que quatre à six pilules dans les vingt-quatre heures, prises de deux en deux
et de huit en huit heures, conviennent dans le plus grand
nombre de cas, et qu'à cette dose les malades ont depuis
deux jusqu'à six garderobes, sans coliques ni dérangement. Si les douleurs continuaient et qu'il n'y eût eu
qu'un petit nombre d'évacuations, les malades pourraient
prendre deux pilules le surlendemain matin, et continuer
cette dose pendant un jour ou deux.

AMÉDÉE LATOUR.

NOTE 4.

Extrait de la GAZETTE DES HÔPITAUX. — Juillet 1840.

On a dit avec raison que le signe infaillible de l'incura-
bilité d'une maladie, c'est la profusion de ses remèdes ;

ce principe s'applique malheureusement à beaucoup d'affections graves qui font encore le désespoir de la médecine pratique. La goutte surtout, cette maladie si commune, la plus cruelle peut-être et certainement la plus opiniâtre, la goutte surtout justifie jusqu'à ce jour de la vérité de ce principe. Qui ne sait par combien de moyens on a prétendu la guérir; mais qui ne sait aussi combien ont été vaines ces promesses de guérison? Au moment où nous écrivons ces lignes, l'Académie royale de médecine de Paris, donnant tête baissée dans l'opinion intéressée des prôneurs de certaines eaux minérales, assure, contre l'évidence et au mépris de faits qui prouvent le danger réel de ces eaux, que les goutteux doivent retrouver la santé après l'usage des eaux de Vichy, quand l'honorable M. Prunelle, premier médecin de ces sources et praticien consommé, déclare à qui veut l'entendre, comme il nous l'a déclaré à nous-même, que les eaux de Vichy décident au contraire des métastases mortelles de la goutte articulaire, et consomment ainsi la ruine des malades, bien loin de les guérir.

On doit être peu surpris que des affections comme la goutte deviennent le point de mire des inventeurs de remèdes, quand on réfléchit qu'elles attaquent de préférence les gens riches, qui n'achètent jamais trop cher la douce espérance de prolonger leur vie. Si ces remèdes tant vantés n'avaient d'autre effet que d'endormir l'impatience de ces malades en les préparant à attendre tranquillement la solution naturelle de leurs crises, s'ils palliaient simplement leurs douleurs, si même ils ne pouvaient leur nuire, nous serions d'avis de les laisser dans une sécurité sans conséquence, nous en référant à leur propre expérience pour faire enfin justice des promesses du charlatanisme. Mais la plupart de ces remèdes ne sont rien moins qu'inoffensifs : aucun n'atteint le principe de la goutte, et presque tous l'exaspèrent par une perturbation inopportune. Sous leur influence, la fluxion goutteuse, appelée violemment du dehors dans les viscères, compromet tôt ou tard les jours des goutteux, en décidant chez les uns une angine de poitrine, chez les autres une apoplexie. Telle est la seule action bien avérée des préparations les plus accréditées contre la goutte.

Cependant la goutte, non plus que les autres maladies spécifiques, paraît peu faite pour se soustraire à tout jamais aux ressources de la médecine. Le remède à ce mal existe, car la nature ne nous envoie guère de ces maladies sans nous suggérer tôt ou tard les meilleurs moyens de les détruire. Nous l'avons vu successivement pour la syphilis, pour les fièvres d'accès, pour les scrofules, pour la gale. La véritable difficulté consiste précisément dans la découverte de l'antiarthritique. Eh bien ! cette découverte, M. Lartigue pourrait presque la revendiquer aujourd'hui en faveur de ses pilules antigoutteuses.

Nous ne connaissons pas personnellement M. Lartigue, mais nous savons que M. Lartigue est un pharmacien distingué de Bordeaux, entouré d'une considération bien méritée, et au-dessus, par son caractère autant que par sa position, du moindre soupçon de charlatanisme. Nous savons, en outre, que ce pharmacien, goutteux lui-même, s'est mis en quête de moyens curatifs de la goutte après avoir épuisé sur sa personne presque tous les rémèdes dirigés contre cette cruelle maladie; nous savons enfin que c'est par une suite d'essais multipliés, dont il était lui-même le sujet, qu'il s'est arrêté définitivement à la composition actuelle de ses pilules. Rien ne nous paraît manquer à la garantie de la préparation proposée, si ce n'est la publication de la formule dont M. Lartigue fait encore un mystère. Nous espérons cependant, ainsi qu'il l'a dit lui-même, que ce mystère n'est que temporaire, et qu'il publiera bientôt sa formule. En attendant, nous ne pouvons qu'applaudir aux précautions qu'il a prises pour éviter que ce médicament, qui, employé avec prudence et discernement par les médecins, est destiné à rendre de véritables services, ne puisse devenir une cause d'accidents s'il était mis à la disposition des malades. D'après la volonté formelle de M. Lartigue, *ses pilules ne peuvent être livrées que sur l'ordonnance des hommes de l'art.* C'est cette condition, dont l'observation rigoureuse est assurée par le choix fait par M. Lartigue de la pharmacie Pelletier-Duclou pour y établir le dépôt général de sa composition, qui a décidé les médecins à expérimenter sa nouvelle préparation ; aussi ces expérimentations ont-elles été faites par les praticiens les moins aventureux et les plus haut placés dans l'opinion de leurs confrères. Il nous suffira de citer les noms de MM. Double, Chomel, Ferrus, Marc, à Paris, et MM. Bourges, Revolat, Péreyra, Azam, etc., à Bordeaux, pour convaincre nos lecteurs qu'il s'agit ici d'une épreuve sérieuse et d'un agent médicateur important.

Plusieurs journaux de la capitale ont déjà entretenu le public des succès de ces expériences. *Le Bulletin de Thérapeutique*, spécial sur ces questions, en a même fait l'objet de deux longs articles, dans lesquels M. Miquel, son rédacteur en chef, confirme les bons effets de l'action des pilules antigoutteuses de Lartigue par les résultats de ses propres observations.

Nous avions besoin de l'ensemble de ces témoignages pour nous déterminer à essayer, de notre côté, la puissance curative de ce nouveau moyen. Notre expérience personnelle n'a pas démenti l'expérience des autres praticiens : nous avons reconnu comme eux que les pilules de Lartigue jouissent d'une efficacité réelle contre les maladies goutteuses, et que leur emploi, s'il est dirigé avec la prudence requise, assure aux malheureux malades un soulagement très-prompt. Voici deux observations tirées de notre pratique ; nous en joignons deux ou trois du même genre empruntées à nos confrères, afin de donner plus de crédit aux règles pratiques que nous en déduirons. Commençons par ces dernières.

1. M. Charles S..., âgé de cinquante ans, d'une constitution lymphatico-bilieuse, a fait la guerre de l'Empire au nord et au midi de l'Europe.

Ce sujet a communément deux accès par an de goutte aiguë régulière, siégeant sur les deux premières articulations métatarso-phalangiennes des deux pieds. L'un de ces accès est plus fort que l'autre. Le plus fort a lieu à l'approche de l'équinoxe du printemps, quelquefois un peu plus tard, et dure d'un mois et demi à deux mois, sans que le malade puisse marcher ; le second accès est à peine marqué.

Le médecin a conseillé les pilules de Lartigue à l'instant de l'imminence d'un fort accès de goutte, et l'emploi de ces pilules a parfaitement enrayé cet accès. Depuis, le malade va très-bien, et il a déclaré n'avoir jamais obtenu le même effet de toutes les drogues qu'on lui a si souvent fait prendre dans les pays qu'il a successivement habités.

L'observation précédente appartient à M. Casenave. Elle offre l'exemple d'une crise violente de goutte réprimée avant sa manifestation. Les faits de cette espèce, assez nombreux parmi les observations sur l'emploi des pilules Lartigue, établissent donc que les pilules dont il s'agit peuvent prévenir les accès violents de goutte.

II. M. R., entrepreneur de travaux publics au Mans, est sujet à la goutte depuis quatre ans environ. Sur le point de faire un voyage à Paris au mois de janvier dernier, sa place retenue à la diligence, M. R. est pris d'une violente attaque de goutte au pied gauche. Deux pilules de Lartigue procurent d'abondantes garderobes. Aussitôt après les douleurs cessent, le mouvement du pied se rétablit, et deux jours après le malade part pour Paris, où il vaque à ses affaires sans ressentir la plus petite douleur.

Ici il s'agit d'un accès de goutte commençant, et l'on voit que deux pilules suffisent pour en délivrer complétement le patient. Ce nouvel ordre de faits prouve que les pilules de Lartigue peuvent enlever les accès de goutte dès les premiers instants de leur explosion.

III. M. C..., ancien chef de bataillon en retraite, d'une forte constitution, est sujet à des accès de goutte qui se renouvellent assez habituellement au printemps et en automne, affectant tantôt les genoux, tantôt les orteils.

Au mois de février dernier, M. C. est pris tout à coup d'une douleur atroce à l'épaule et au bras droit, avec gonflement et rougeur de la main, qui rend impossible le plus léger mouvement. Pendant deux nuits de suite les douleurs sont si vives, qu'il est impossible au malade de goûter le moindre repos. Deux pilules sont administrées à deux heures de l'après-midi ; deux autres à dix heures du soir. Jusque-là pas d'effet sensible ; mais vers minuit les douleurs se calment, et un sommeil de six heures, suivi, au réveil, d'une selle copieuse, répare les forces de M. C., et rend un peu plus faciles les mouvements du bras et de la main.

Deux nouvelles pilules sont prises à huit heures du matin ; cinq garderobes sans coliques ont lieu dans la journée. Dès le lendemain, M. C. se trouve tout à fait rétabli.

Le cas de goutte de M. C. s'écarte déjà des faits de goutte régulière et rentre dans ceux de goutte anomale ; c'est peut-être à cette cause qu'on doit attribuer le besoin de réitérer l'usage des pilules de Lartigue avant d'en obtenir un bon effet assez apparent. Un autre phénomène digne de remarque, c'est que la première prise des pilules a été suivie presque immédiatement d'un calme sensible, quoiqu'elle n'eût amené ni garderobe ni aucune évacuation apparente. Cependant des garderobes abondantes se sont déclarées à la suite de leur continuation, ce qui a produit dès le lendemain la disparition complète des phénomènes goutteux des jours précédents.

Les trois exemples cités offrent des faits de goutte imminente, de goutte au commencement de la crise et de goutte anomale qui durait déjà depuis deux jours. Malgré la diversité de ces cas, les pilules de Lartigue ont opéré tont aussi efficacement ; seulement le même effet a été obtenu par des prises différentes du médicament.

Les deux observations qui suivent nous appartiennent.

L'une est un cas de rhumatisme goutteux chronique ; l'autre un cas de douleurs goutteuses vagues. On va voir que les pilules de Lartigue ont eu le même avantage que dans les cas de goutte plus franche et plus récente.

IV. Mme B., âgée de soixante-quatre ans, était atteinte depuis quinze ou vingt ans d'une douleur sciatique permanente qui faisait place quelquefois à une douleur aiguë du genou, du tarse ou des orteils de l'un ou de l'autre membre, accompagnée de tension, de rougeur, de gonflement et de l'appareil ordinaire des inflammations goutteuses. Mme B... avait eu recours, dans ce long intervalle, à toutes les pratiques rationnelles, voire même à tous les traitements conseillés par les bonnes femmes. Aucun moyen n'avait réussi à la débarrasser de cette affection. A Paris depuis cinq ou six mois seulement, l'humidité habituelle du climat et ses grandes vicissitudes avaient exaspéré sa sciatique, et reproduit presque tous les trois mois sa crise goutteuse sur les membres pelviens. Les traitements qu'elle a subis sous notre direction ne réussissaient pas mieux que ceux qu'elle avait suivis dans d'autres lieux et par les conseils d'autres médecins. Nous l'avons soumise, il y a quinze jours environ, à l'usage des pilules de Lartigue ; elle était à cette époque dans un de ses accès de goutte aux pieds, souffrant cruellement depuis six jours et gardant un repos forcé. Deux pilules furent administrées à six heures du matin sans aucun effet apparent ; deux nouvelles pilules, prises à midi, n'opérèrent pas plus efficacement. Une troisième dose de deux pilules fut prescrite à six heures du soir ; deux heures après, des garderobes réitérées, accompagnées de coliques et de défaillance, nous avertirent que le médicament agissait avec trop d'énergie. Des compresses émollientes sur le ventre, et, ce moyen simple n'étant pas suffisant, un seul quart de lavement avec la décoction de graines de lin, calma les coliques, modéra les garderobes, et provoqua une sueur générale copieuse suivie d'un sommeil tranquille, après lequel l'inflammation locale avait disparu presque entièrement. La sueur générale se soutint le lendemain; il y eut encore, ce jour-là, deux garderobes liquides sans coliques. Nous observâmes les mêmes phénomènes le lendemain. Sous leur influence, la fluxion goutteuse du pied acheva de se dissiper, et la douleur sciatique, qui ne manquait jamais de renaître à la disparition de cette fluxion, n'a pas encore reparu, quoique la malade se soit exposée depuis aux variations atmosphériques de ces derniers temps.

V. M. J. C., âgé de cinquante-huit ans, éprouve plusieurs fois dans l'année des douleurs dans la région épigastrique, précédées de vertiges, de céphalalgie et d'oppression. Deux ou trois jours après ces symptômes, le pied et le genou deviennent le siége d'une fluxion qui retient M. J. C. au lit pendant douze ou quinze jours au moins. Les pilules de Lartigue ont été administrées chez ce sujet à l'apparition de la fluxion goutteuse sur les jambes; nous n'avons pas osé les prescrire au moment où la goutte glisse, pour ainsi dire, de la tête à la poitrine, et de la poitrine à la région gastrique.

Grâce à leur administration, des garde robes se sont déclarées à la suite de la quatrième pilule et ont fait évanouir, peu d'heures après, l'appareil inflammatoire des membres pelviens, de manière à permettre au patient de se promener assez lestement dès le lendemain.

Les faits qui précèdent, et ceux beaucoup plus nombreux recueillis déjà depuis quelque temps, ne permettent plus de douter que les pilules de Lartigue ne remplissent parfaitement l'indication la plus urgente dans le cas de goutte ; savoir : d'enrayer, de calmer ou de guérir les accès. Mais ces pilules guérissent-elles la goutte et l'empêchent-elles de se reproduire, comme le fait, par exemple, le quinquina à l'égard de la fièvre périodique ? On peut l'espérer sans doute ; cependant les faits observés jusqu'ici n'autorisent pas encore cette conclusion : ce qu'ils établissent, et c'est déjà un résultat assez brillant, c'est qu'il y a peu de crises de goutte qui ne trouvent dans l'usage de ces pilules un remède très-efficace et très-prompt.

Fuster, professeur agréé à la
Faculté de Médecine de Montpellier.

NOTE 5.

Extrait de L'Esculape. — 19 mai 1841.

DES PILULES ANTIGOUTTEUSES DE LARTIGUE.

Nous n'avons rien dit jusqu'ici des pilules antiarthritiques de Lartigue, parce que, comme le savent très-bien les lecteurs de l'Esculape, il n'est pas dans nos habitudes de nous trop presser de parler des nouveaux médicaments, et que nous ne nous décidons à en faire mention que lorsque le temps et une certaine expérience leur ont attiré à juste titre la considération des praticiens. Telles sont, si nous sommes bien renseignés, et si nous en croyons aussi nos propres expérimentations, les conditions actuelles de la préparation antigoutteuse, connue sous le nom de *Pilules antiarthritiques de Lartigue*. Disons-le tout d'abord, le médicament dont il s'agit est un remède secret, et nous le déplorons avec la plupart de nos confrères, car nous réprouvons, pour notre compte, l'usage établi de taire au public la formule des moyens médicaux auxquels l'expérience est forcée d'accorder une grande puissance thérapeutique ; nous ajoutons que les bonnes préparations (et celle-ci est de ce nombre) ne perdront jamais rien à être soumises, dans leurs principes constituants, au contrôle des pharmaciens et des médecins ; au contraire, elles ne peuvent que gagner à passer par ce contrôle, témoin les perfectionnements successifs apportés presque chaque année aux compositions pharmaceutiques les plus importantes ; aussi nous unissons nos voix à celles des autres médecins pour presser M. Lartigue de ne pas différer davantage la publication des éléments et des procédés de préparation du nouveau médicament.

Le médicament confectionné par M. Lartigue se propose spécialement le traitement de la goutte et des affections arthritiques, appelées vulgairement rhumatisme goutteux ou goutte rhumatismale. Aucun praticien n'ignore combien ces affections étaient rebelles jusqu'à présent aux ressources thérapeutiques ordinaires, combien elles étaient désespérantes par leur opiniâtreté et par leurs douleurs, combien enfin elles étaient menaçantes lorsque, par elles-mêmes ou par quelques fâcheuses circonstances, elles envahissaient les organes essentiels ou les cavités centrales. Les pilules en question tendent à guérir cette grave affection en l'usant en quelque sorte dans chacune de ses attaques, et peut-être encore par une vertu directement spécifique. Quoi qu'il en soit de leur mode d'action, toujours est-il qu'elles sont devenues désormais entre les mains des gens de l'art l'arme la plus efficace, soit pour obtenir un prompt soulagement à l'instant même des attaques, soit pour éloigner les attaques, soit enfin pour en affranchir les malades indéfiniment. Ainsi s'explique la vogue qu'elles reçoivent et l'usage que ne cessent d'en faire, à Paris et dans la province, les praticiens le plus en réputation.

Mais pour être efficaces, disons mieux, pour ne pas produire des inconvénients, les pilules de Lartigue doivent être employées dans des conditions particulières dont le médecin seul peut apprécier l'opportunité ou déterminer l'opposition. M. Lartigue a senti de bonne heure la nécessité de cette intervention, car il a décidé que ses pilules ne seraient jamais administrées sans une ordonnance de médecin. Et en effet, nous avons eu plusieurs fois la preuve de la convenance d'une semblable mesure. Des malades qui avaient pris d'eux-mêmes, et sans en référer aux avis des gens de l'art, des pilules de Lartigue, ont éprouvé, les uns, des superpurgations, les autres au contraire n'en ont reçu aucune espèce d'amélioration. Il serait injuste d'imputer au remède des conséquences qui ne doivent revenir qu'au mode vicieux de son administration. Les pilules de Lartigue ne sont nullement nuisibles quand on y a recours avec les précautions convenables et en temps opportun; loin de là, les nombreux médecins qui les administrent journellement fournissent des preuves irréfragables qu'elles représentent la substance médicamenteuse la plus appropriée aux caractères protéiformes de la goutte et du rhumatisme. Notre expérience personnelle se trouve d'accord avec le sentiment unanime des médecins qui les ont employées. Mainte fois nous en avons appelé à l'action de ces pilules contre les attaques de goutte régulière, contre les métastases goutteuses, contre des rhumatismes goutteux généraux ou partiels, et toujours nous en avons retiré des avantages prompts et sûrs que nous avions demandés en vain, dans des circonstances analogues, à l'immense arsenal des agents thérapeutiques préconisés pour ces affections.

L'excellence de la préparation de Lartigue bien constatée par ces témoignages authentiques, voyons maintenant quelles sont les indications et les contre-indications de son usage, et de quelle manière il faut procéder à son administration.

La goutte se compose, comme on sait, d'une période d'intermittence et d'une série de crises ou d'exaspérations qui constituent ce qu'on appelle vulgairement une attaque de goutte. Les attaques de goutte, d'abord plus ou moins éloignées, se rapprochent de plus en plus et finissent par clouer les malades pendant six ou huit mois de l'année dans leur lit ou sur un fauteuil. Ce n'est pas tout, à mesure que les attaques se rapprochent, la goutte tend à devenir anomale, c'est-à-dire qu'au lieu de s'établir aux extrémités pelviennes et d'accomplir là les nombreuses scènes du tableau d'une attaque, elle fait irruption dans les centres organiques, et détermine, suivant la cavité qu'elle affecte, ici des coliques violentes et l'appareil symptomatique d'un choléra ou d'un iléus, là une suffocation et des spasmes des organes thoraciques, simulant tantôt l'asthme, tantôt un anévrysme du cœur ou des gros vaisseaux, tantôt une angine de poitrine,

ailleurs une somnolence invincible, un coma ou une apoplexie. Nous n'avons pas besoin de faire remarquer tous
les dangers de semblables métastases ; les médecins savent
que c'est par ces gouttes anomales que périssent en général les goutteux.

Les pilules de Lartigue enrayent les attaques de goutte
régulière, préviennent ces terribles métastases et rappellent à l'état normal la goutte déviée.

Dans les attaques régulières, lorsque la cavité digestive
est intacte, six ou huit pilules, administrées deux à deux
à des distances convenables, apaisent en quelques
heures les douleurs les plus cruelles, dissipent le gonflement des pieds, résolvent l'appareil inflammatoire et ré-
tablissent la liberté des mouvements des membres. Nous
avons vu plus d'une fois des malades de cette espèce qui
étaient jadis retenus jusqu'à deux et trois mois dans une
immobilité plus ou moins complète par leurs attaques
de goutte au pied ; nous avons vu, disons-nous, plusieurs
de ces malades se relever et reprendre leurs exercices de
la veille au lendemain sous l'influence de ces pilules.
L'intensité des symptômes phlogistiques n'offre pas une
contre-indication à leur usage ; au contraire, l'expérience
atteste qu'elles ne réussissent jamais plus complétement
que dans les attaques de goutte inflammatoire. On les fait
prendre une à une ou deux à deux, suivant la susceptibilité gastrique des sujets, de quatre en quatre ou de six
en six heures. Les premières doses calment ordinairement les douleurs au bout de cinq à six heures ; mais le
calme manque rarement d'arriver dans l'espace de vingt-
quatre heures. Nous ferons à cet égard une remarque
essentielle, c'est qu'il importe de ne pas se borner à user

de ces pilules jusqu'à l'apparition de la rémission. Souvent, quand on les interrompt à cet instant, les symptômes renaissent deux ou trois jours après et replongent les malades dans la même situation. L'emploi des pilules doit être continué plusieurs jours encore depuis que la rémission a paru ; seulement on en réduit progressivement la quantité. C'est ainsi, du reste, qu'on est obligé de se comporter dans le traitement rationnel des fièvres d'accès et généralement de toutes les affections périodiques. Le traitement de la goutte par les pilules de Lartigue se règle exactement d'après les mêmes principes. Si l'on supprime l'administration dès que les symptômes sont passés, on a tout lieu de s'attendre à une réapparition prochaine des attaques.

Quand la goutte est anomale et se loge sur les grandes cavités, il faut distinguer les cas où elle occupe la tête ou la poitrine, des cas où elle occupe les voies gastriques. Lorsque les voies gastriques se trouvent intéressées, l'irritation de ces organes oblige à faire précéder l'administration des pilules de l'application de topiques émollients et de lavements de même nature. En outre, les pilules seront prises aux plus petites doses possible, en ayant soin, pour surcroît de précaution, d'éloigner l'administration des doses au moins de quatre heures. Les cas de cette espèce sont ceux qui exigent le plus de sagacité de la part des praticiens et où l'action de ce moyen se fait attendre le plus longtemps. Le traitement de la goutte anomale fixée sur la tête ou la poitrine ne diffère pas essentiellement du traitement de la goutte régulière : la seule différence, c'est que la goutte anomale de la tête ou de la poitrine réclame, toutes choses d'ailleurs égales, et de plus fortes doses et des doses plus rapprochées du médicament.

Outre les accès de goutte, l'emploi des pilules de Lartigue en retarde le retour, si même il ne le prévient pas entièrement. Nous connaissons des goutteux affligés anciennement deux fois par an d'attaques de cette maladie, et qui n'ont pas encore revu leurs attaques habituelles depuis qu'ils se sont astreints à prendre de ces pilules toutes les semaines. Ces malades parviendront-ils à se débarrasser à jamais de la goutte en persévérant dans le même traitement? en d'autres termes, les pilules de Lartigue neutralisent-elles le principe arthritique? C'est une question que le temps seul peut résoudre. En attendant, il est bon de constater qu'elles enlèvent les attaques au fort de leur action et qu'elles ajournent au moins le retour des crises.

Les pilules antiarthritiques opèrent sensiblement de deux manières : elles déterminent, sans coliques ni tranchées, des évacuations alvines, bilicuses ou séreuses très-abondantes. Cet effet est ordinairement le premier. Il se déclare douze, quinze et quelquefois vingt et vingt-quatre heures après le commencement de leur usage; le nombre des pilules employées avance ou retarde en général ce premier effet ; cependant il se prononce plus tôt ou plus tard par les mêmes doses du médicament, à raison de la susceptibilité des sujets. On rencontre même des malades chez lesquels le tube digestif n'est jamais troublé, à quelque dose que cet agent thérapeutique ait été élevé. Mais il importe de remarquer que si les évacuations alvines aident ou concourent le plus souvent à l'action curative des pilules, elles ne sont pas cependant une condition indispensable de cette action définitive.

Il n'est pas rare d'obtenir leur effet curatif complet, quoique les sujets n'aient pas eu de garderobes.

Un second effet des pilules antiarthritiques, c'est d'amener une sueur douce, copieuse. Rien ne soulage davantage que l'écoulement de cette sueur ; presque tous les malades en éprouvent le bienfait, mais il n'est jamais plus appréciable que chez ceux qui n'ont pas été purgés. Ce n'est pas que les autres en soient privés ; il n'y a guère, à cet égard, que des différences de degré. Ce phénomène succède presque toujours aux garderobes répétées. On l'observe ordinairement dans les premières vingt-quatre heures de l'administration des pilules. C'est aussi vers cette époque que le bon effet de ces pilules se prononce avec netteté, en sorte qu'il est permis de penser que si la sueur en question n'est pas l'unique agent de leur efficacité, elle en est au moins l'un des agents les plus directs.

NOTE 6.

Parmi les nombreuses lettres qui me furent adressées à ce sujet ; je citerai la suivante :

Saint-Geniez-Comolas, 17 avril 1847.

Monsieur,

Un de mes parents et ami, sachant que j'étais en correspondance avec M. B... votre beau-frère, me pria (ne pouvant le faire lui-même) de lui écrire pour lui soumettre un cas dont il a failli être victime. Ayant été informé par un journal de médecine que M. Bouchardat avait publié une prétendue formule des *pilules de Lartigue*, il communiqua cette recette à son pharmacien qui lui prépara en effet des pilules ayant assez l'apparence de

celles de Lartigue. Au premier accès qu'il eut, il en prit
deux, quatre, six et jusqu'à douze, sans qu'elles appor-
tassent le moindre soulagement à ses douleurs ; celles-ci,
au contraire, devinrent de plus en plus intenses, et em-
pirèrent tellement qu'elles finirent par être insupporta-
bles. Ce n'est qu'après plus de deux mois de souffrances
(qu'il attribue sans aucun doute à ce prétendu remède),
qu'il est un peu remis, mais non sans ressentir parfois
des réminiscences très-douloureuses. Il éprouve en outre
un engourdissement dans tous les membres, une pesanteur dans l'estomac, et une toux très-fatigante. Je l'ai
fortement engagé à faire usage des pilules de Lartigue,
dont je me sers avec le plus grand avantage depuis plus
d'un an ; mais il a voulu avoir auparavant l'avis de
M. B..., pour savoir si, après avoir fait usage impru-
demment d'un remède inconnu, et qui ne se recomman-
dait par aucune guérison antérieure, il n'y aurait pas
inconvénient à adopter votre spécifique. M. B... m'ayant
engagé à m'adresser à vous, je prends la liberté de vous
adresser cette lettre, afin que vous vouliez bien donner
votre avis à mon ami, qui ne peut lui-même se servir de
sa main droite. . . . .

F. Correnson ,
Chevalier de la Légion-d'Honneur.

NOTE 7.

Dans un article publié par M. Crouigneau,
chirurgien militaire à l'hôpital de La Rochelle,

se trouve, entre autres faits, l'observation suivante :

Un autre soldat du 45ᵉ de ligne, âgé de vingt-huit ans,
est apporté, le 7 juin dernier, à l'hôpital militaire de
La Rochelle. Depuis dix jours, cet homme, d'un tempérament pléthorique, a été pris de douleurs rhumatismales
aiguës qui, de la région dorso-lombaire, ont bientôt gagné
les deux cuisses, puis les deux membres thoraciques. Au
moment de son entrée, les douleurs sévissaient d'une
manière violente sur les articulations et les muscles des
bras et des avant-bras ; tuméfaction des deux membres
supérieurs, sensibilité extrême au toucher, impossibilité
du moindre mouvement ; rougeur circonscrite au pour-
tour de chaque articulation, surtout à celles des coudes
et des poignets ; yeux rouges, teint animé, céphalalgie,
soif vive, chaleur à la peau, pouls plein et fréquent,
transpiration générale, abondante et presque continuelle,
constipation opiniâtre depuis trois jours.

On fait à ce malade, au moment de son arrivée, une
saignée de 500 grammes environ, qui n'amène aucune
amélioration. Le lendemain, 8 juin, le malade est aussi
souffrant ; la nuit a été très-mauvaise. A dix heures du
matin, nous commençons les pilules de Lartigue ; nous
en administrons deux. La même dose est répétée à quatre
heures après midi et à dix heures du soir. Ce n'est que
le lendemain matin que les garderobes commencent : le
malade en a huit en quelques heures, sans coliques. Les
douleurs sont moindres ; urines peu abondantes, mais
moins épaisses. Une seule pilule vers midi. Dans la nuit
suivante, encore six garderobes sans douleurs. Le matin

du quatrième jour, la diminution des douleurs et du gonflement sont des plus remarquables ; il n'y a pas la moindre fièvre. Une pilule le soir. Le mouvement énergique porté sur l'intestin a, dès les premières vingt-quatre heures, fait disparaître la transpiration abondante qui depuis plusieurs jours baignait le malade. Nous avons observé chez lui une large éruption de *sudamina* sur le ventre, le devant de la poitrine, sur la face interne des membres supérieurs et inférieurs. Cette éruption a disparu au bout de deux jours. Cinquième jour, plus de douleurs, ni musculaires ni articulaires ; plus de tuméfaction des membres ; quatre garderobes dans les vingt-quatre heures ; encore une pilule le soir. Sixième jour, la raideur qui existait la veille a disparu, les mouvements sont libres ; cinq garderobes. Septième jour, convalescence complète.

Ainsi, ajoute M. Crouigneau, voilà un cas de rhumatisme aigu guéri en quatre jours par un petit nombre de pilules de Lartigue, puisque le malade, qui en avait pris six le premier jour, n'en a pris ensuite qu'une seule par vingt-quatre heures jusqu'au septième jour, afin de soutenir l'effet du remède. Dans la convalescence, quelques douleurs s'étant renouvelées, il a suffi de quelques pilules pour les faire disparaître. C'est bien là une affection caractérisée, qui ne doit sa prompte guérison qu'au médicament dont il est question.

L'observation suivante, qui m'a été communiquée par M. le docteur P. Gaubert, n'est pas moins intéressante :

M. le comte de R..., âgé de vingt-huit ans, d'un tempérament lymphatique, quoique d'une constitution robuste, est né de parents sujets aux attaques de goutte et aux affections catarrhales de la poitrine. — Il est habituellement d'une bonne santé, et depuis quinze ans que je donne des soins à sa famille, je ne l'ai jamais vu atteint d'aucune affection de quelque durée. Parfois des douleurs rhumatismales, sans fièvre, se développent dans une épaule, dans le bras, et sont enlevées par l'application de la laine, ou de deux ou trois ventouses sèches, ou d'un cataplasme sinapisé. M. de R... est marié depuis un an environ et continue de se bien porter.

Vers le 10 du mois de mars dernier, M. le comte de R... se proposant de quitter le Midi qu'il habite, pour se rendre à Paris, ressentit dans les bras et aux genoux des douleurs légères qui ne l'empêchèrent point d'entreprendre son voyage.

Il partit le 15 du mois et fut obligé de s'arrêter à Tours, parce que ses douleurs étaient devenues vives et qu'un état fébrile s'était déclaré. — Quelques boissons chaudes, en déterminant une sueur abondante, lui donnèrent un soulagement dont il profita pour achever son voyage. A son arrivée le 19, il se mit au lit et me fit appeler.

Je le trouve le 20 au matin en proie à de vives douleurs,

la peau chaude, le pouls à 84, plein et résistant (dans l'état normal le pouls donne 66 à 68) ; l'articulation du bras sur l'avant-bras et celle du poignet droit sont chaudes, douloureuses et gonflées ; le genou du même côté est pris de la même manière.

La souffrance est si vive dans les articulations prises, que le malade redoute le plus léger contact, un mouvement imprimé aux membres malades lui arrache des cris de douleur. D'ailleurs, à l'état fébrile se joint la constipation depuis plusieurs jours ; les urines bourbeuses, peu abondantes (200 à 300 grammes, rendues en une seule fois dans les vingt-quatre heures) ; la langue est saburrale et l'inappétence complète. Je prescris la diète, une tisane rafraîchissante diurétique et une purgation (pulpe de tamarins, crème de tartre et séné en poudre) ; refaire recouvrir les articulations de graisse camphrée ; un bain pour la soirée.

Le 21 je ne trouve aucun symptôme amendé, et même l'épaule gauche fait éprouver de vives douleurs. Je prescris alors les pilules de Lartigue par dose de deux, de huit en huit heures. Au bout de vingt-quatre heures, le malade éprouve un peu de soulagement, il laisse toucher ses articulations, mais avec crainte encore ; la peau est moins chaude et son pouls à 74-76 moins résistant ; ses urines, toujours rouges, ont un dépôt moins épais et moins rouge. Je prescris quatre pilules à prendre en deux fois dans les vingt-quatre heures.

Le 23 le mieux s'est confirmé, le pouls est à peu près normal, les urines encore un peu colorées ne déposent plus. Des sueurs abondantes survenues dans la nuit ont rendu le mouvement aux articulations, que l'on peut toucher sans exciter de douleurs ; les mouvements sont encore gênés : il n'y a eu aucune action purgative produite par les pilules.

Je prescris la bière coupée d'eau et l'eau de seltz pour boisson, parce que j'ai plusieurs fois observé qu'à la suite des pilules de Lartigue, ces boissons ont déterminé des effets purgatifs prononcés. Le 24 je trouve le malade levé dès neuf heures du matin ; il accourt à moi, triomphant ; — huit ou dix garderobes l'ont entièrement dégagé ; il lui semble, me dit-il, que chaque mouvement des entrailles achève de le débarrasser ; les urines sont normales.

M. de R... se remet aux aliments à partir de ce jour ; il prend chaque fois deux pilules pour maintenir la révulsion sur le canal intestinal. — Le 27, il a pris en tout dix-huit à vingt pilules, et il rentre dans toutes ses habitudes de santé.

M. le docteur Ducel, médecin à Ceyras, canton de Clermont (Hérault), m'écrivit en date du 8 avril 1845 :

Depuis deux ans environ, j'ai traité *neuf* cas de rhumatisme aigu, et trois cas de goutte, par les pilules de Lartigue, sans autre adjuvant. J'en ai obtenu les plus heureux résultats. Sur les neuf cas de rhumatisme, la disparition des douleurs a eu lieu huit fois avant le sixième jour ; quant aux trois cas de goutte, les pilules ont suffi pour arrêter les douleurs et ramener le calme avant le quatrième jour. Désireux de faire continuer l'emploi de ce médicament, etc.

Mme Lat...., fille d'un chirurgien, bon praticien, était atteinte d'un rhumatisme articulaire aigu. Son père avait inutilement mis eu usage tous les moyens que l'art indique en pareille occurrence. Appelé à donner mon avis, je parlai de vos pilules, comme me paraissant applicables en cette occasion. Elles furent administrées, mais il fallut en modifier les doses, et n'en donner qu'une à la fois ; la malade ne les supportait pas autrement. De cette manière, elles produisirent une cure prompte et radicale.

(Extrait d'une lettre de M. le docteur Galiay, de Tarbes.)

NOTE 8.

J'emprunte à l'article de M. Crouigneau, cité dans la note précédente, les trois observations qui suivent :

Un soldat du 45e de ligne, âgé de vingt-sept ans, fut pris d'un rhumatisme très-aigu, qui porta successivement son action sur l'articulation coxo-fémorale droite et sur le genou du même côté. Des émissions sanguines générales et locales, les émollients de toute espèce, enfin le traitement antiphlogistique le plus complet, furent opposés à sa maladie.

Les symptômes s'amoindrirent, mais persistèrent; en vain eut-on recours aux embrocations adoucissantes ou calmantes, aux purgatifs répétés, aux liniments résolutifs; le mal resta stationnaire, et, au bout de trois mois, voici quel était l'état du malade : sa jambe est fléchie sur la cuisse, dont les muscles sont rétractés; la douleur est légère au genou et à la hanche dans le repos, mais elle devient intolérable au moindre mouvement d'extension; l'articulation coxo-fémorale paraît complétement percluse; l'articulation tibio-tarsienne n'a que des mouvements très-bornés. Le malade ne peut se lever sans béquilles; il marche avec le membre sain, et n'appuie aucunement sur celui qui est malade, soit qu'il ne puisse l'étendre, soit que les douleurs deviennent intolérables. C'est dans cet état que nous avons administré les pilules de Lartigue; elles ont été successivement employées, d'abord au nombre de six par jour, puis de quatre, puis de deux, et continuées pendant ving-deux ou vingt-trois jours, en mettant un jour ou deux quelquefois d'intervalle, suivant l'intensité de l'action laxative des pilules. Toujours est-il que, le dixième jour de leur emploi, le malade, soutenu de deux béquilles, pouvait déjà allonger la jambe et appuyer légèrement le pied sur le sol; le dix-huitième jour, le malade parcourait un assez long trajet sans béquilles, et le vingt-unième jour il pouvait descendre au jardin sans appui et s'y promener. Ce fait peut être attesté par tous les médecins de l'hôpital de La Rochelle. C'est bien à l'action spéciale des pilules, et non à leur effet purgatif, que la guérison est due; car avant l'emploi de ce remède, nous avons administré largement les purgatifs sans nul effet.

Je citerai encore un caporal du 45ᵉ, âgé de vingt-six ans, nommé Simon, entré le 18 juin à l'hôpital, avec une affection rhumatismale chronique fixée dans les articulations des vertèbres des lombes et de la masse commune du sacro-lombaire et du long-dorsal depuis trois mois. Le malade ne peut se mouvoir, et un seul décubitus est possible, celui sur le côté droit ; les autres déterminent des douleurs intolérables. Tous les traitements avaient été sans effet. Le 21 juin, nous donnons les pilules de Lartigue à la dose de six, comme dans l'observation précédente ; transpiration, six ou sept garderobes sans coliques ; dans la matinée du lendemain, diminution des douleurs. Les pilules sont encore administrées, les 22 et 23 juin, à la dose de trois et de quatre, et continuent à maintenir la transpiration et à amener chaque jour quatre et cinq garderobes. Les douleurs diminuent avec une telle rapidité, qu'elles avaient complétement disparu le 24 juin, et que le malade pouvait se lever. Nous avons néanmoins, par précaution, continué encore les pilules pendant une dizaine de jours à la dose d'une toutes les vingt-quatre heures.

Parlerai-je d'un cas de rhumatisme chronique compliqué depuis huit ans d'une amaurose incomplète, jugée de nature rhumatismale, dans lequel les pilules de Lartigue ont été employées, en désespoir de cause, comme essai ? C'était un soldat du 45ᵉ de ligne, âgé de trente-quatre ans, nommé Legomart, entré le 25 mai à l'hôpital. Le résultat n'a pu être complet, on le pense bien ; cependant le remède a produit un effet qui doit être noté. En dix jours les douleurs articulaires générales ont cédé, et l'état des yeux a présenté une amélioration notable. La sensibilité excessive du globe oculaire, qui existait, a entièrement disparu. Nous dirons qu'ayant revu ce soldat cinq mois plus tard, il nous a appris que pour la première fois il avait passé l'automne sans douleurs, et qu'il y voyait assez bien pour se conduire. Est-ce à l'action des pilules qu'il a dû ces avantages?

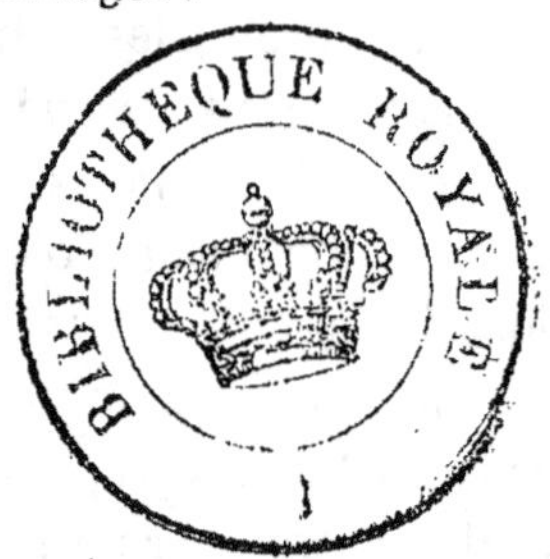

FIN.

TABLE DES MATIÈRES.

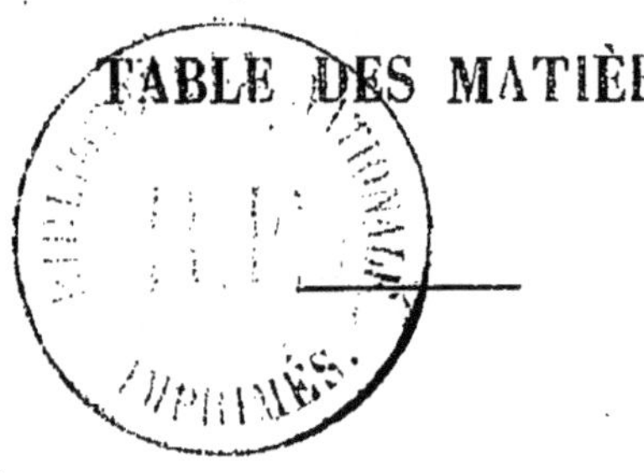

PREMIÈRE PARTIE.

GOUTTE.

CHAP. Ier. CONSIDÉRATIONS GÉNÉRALES SUR LES CAUSES ET LA NATURE DE LA GOUTTE.

CHAP. II. DES PILULES DE LARTIGUE.

DEUXIÈME PARTIE.

RHUMATISME.

TROISIÈME PARTIE.

NOTES, OBSERVATIONS ET DOCUMENTS DIVERS.

FIN DE LA TABLE.

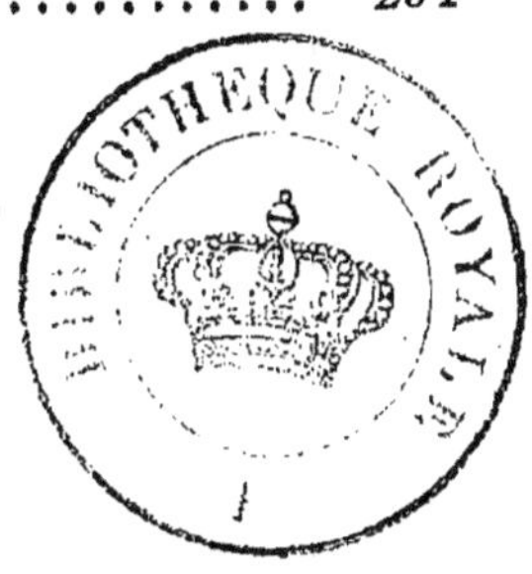